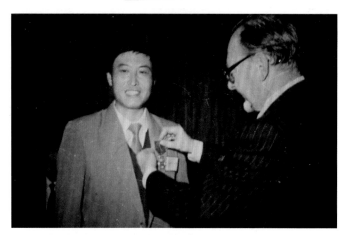

1989年第38届尤里卡世界发明博览大会执行主席为王振国颁发"世界个人发明最高研究奖"

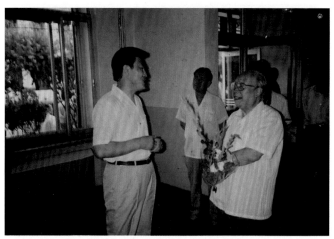

著名科学家钱伟长视察长白山药物研究所

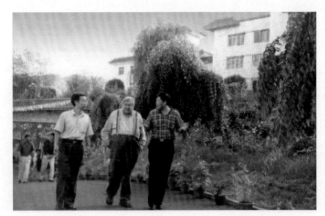

2001年，诺贝尔医学奖得主盖谛·塞克访问长白山药物研究所

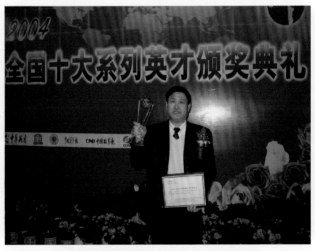

2004年王振国荣获"全国十大科技英才"

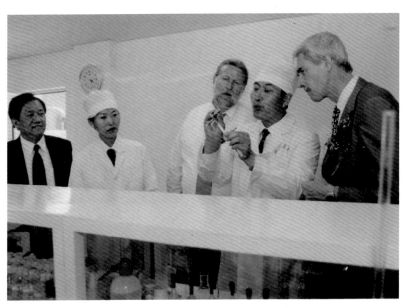

王振国与外国医药专家

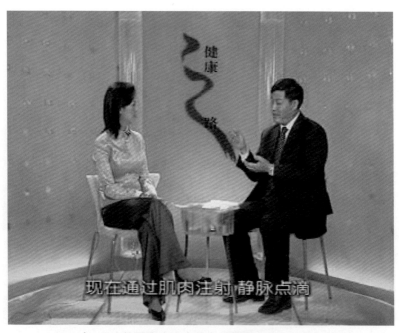

2002年4月王振国在中央电视台"健康之路"栏目做"肿瘤防治"科普讲座

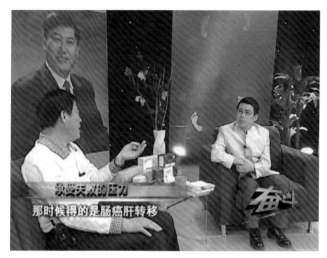

王振国和主持人阿丘在中央电视
台《奋斗》栏目访谈

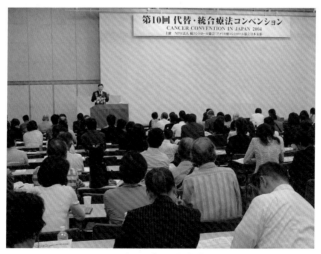

王振国在日本讲学

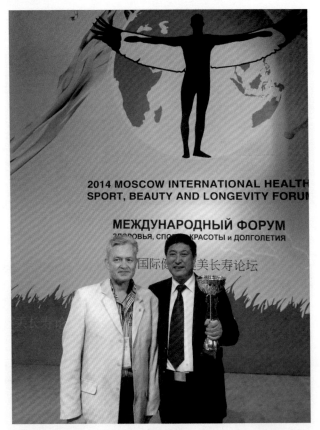

王振国在"2014莫斯科国际健康健美长寿论坛"获"国际健康突出贡献奖"

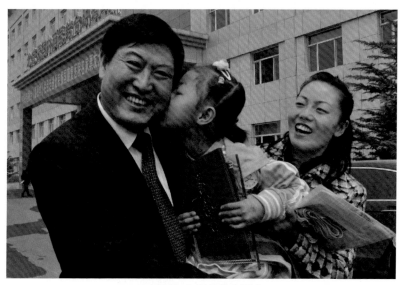

王振国与小彩丝带志愿者

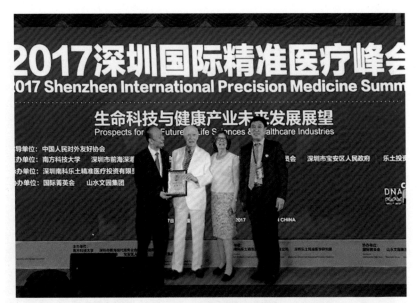

2017年4月6日王振国教授在深圳国际精准医疗峰会上与DNA双螺旋结构发现者诺贝尔生理学或医学奖得主詹姆斯·沃森博士合影

肿瘤防治全攻略

王振国　王磊　王硕／编著

中国中医药出版社
·北京·

图书在版编目（CIP）数据

肿瘤防治全攻略／王振国，王磊，王硕编著. — 北京：
中国中医药出版社，2017.6

ISBN 978 - 7 - 5132 - 4172 - 4

Ⅰ．①肿⋯ Ⅱ．①王⋯ ②王⋯ ③王⋯ Ⅲ．①肿瘤-
防治 Ⅳ．①R73

中国版本图书馆 CIP 数据核字（2017）第 092980 号

中国中医药出版社出版

北京市朝阳区北三环东路 28 号易亨大厦 16 层
邮政编码 100013
传真 010 64405750
廊坊市三友印务装订有限公司印刷
各地新华书店经销

开本 880 × 1230 1/32 印张 7 彩插 0.25 字数 134 千字
2017 年 6 月第 1 版 2017 年 6 月第 1 次印刷
书号 ISBN 978 - 7 - 5132 - 4172 - 4

定价 26.00 元
网址 www.cptcm.com

社 长 热 线 010 - 64405720
购 书 热 线 010 - 89535836
侵 权 打 假 010 - 64405753

微信服务号 zgzyycbs
微商城网址 https://kdt.im/LIdUGr
官 方 微 博 http://e.weibo.com/cptcm
天猫旗舰店网址 https://zgzyycbs.tmall.com

如有印装质量问题请与本社出版部联系（010 64405510）

如果我们选择了最能为人类福利而劳动的职业，那么，重担就不能把我们压倒，因为这是为大家而献身；那时我们所感到的就不是可怜的、有限的、自私的乐趣，我们的幸福将属于千百万人。

——马克思

序
我不是临终医生

中医药是中华民族原创的医学，数千年来为华夏儿女们的繁衍昌盛做出了重要贡献。历代医家通过不断地深入研究和反复地临床实践，以独特的视角和思维方式，创造性地总结了关于人体的健康与疾病关系的规律性认识，形成了系统的理论与方法。中医药学凝聚着深邃的哲学智慧和中华民族几千年的健康养生理念及其实践经验，是中国古代科学的瑰宝，也是打开中华文明宝库的钥匙。深入研究和科学总结中医药学对丰富世界医学事业、推进生命科学研究具有积极意义。

我从事抗癌中药研究和临床工作40多年，经过我亲诊的肿瘤患者也有20多万人，大部分是中晚期肿瘤患者，很多人称呼我是"临终医生"。这个称谓让我感到很无奈也很遗憾，因为我知道，很多肿瘤患者是在经历过各大肿瘤专科医院治疗后，实在没有办法的情况下，才找到我，找到振国医院。此时，即便我们使出浑身解数，也难以达到理想的治疗效果。

众所周知，肿瘤是危害人类健康和生命的第一杀手，目前已经成为一种常见的慢性病。绝大多数肿瘤的演化过程在 10 年以上，有的甚至长达几十年。如果能早期发现、早期诊断、早期采取综合治疗，患者的 5 年生存率就会大大提高。例如，早期的鼻咽癌患者，5 年生存率几乎能达到 95%；早期的大肠癌、宫颈癌、乳腺癌、舌癌、甲状腺癌的患者 5 年生存率也都在 90% 以上。我在临床实践中感到，早期采取中西医结合全程治疗是提高肿瘤治愈率、延长患者生存期的较佳途径。从这个意义上讲，我不想当临终医生，我的追求一直是让每个患者的生命无忧无虑地延伸，我的所有努力也都是为了实现这个承诺和梦想。

记得 1972 年 10 月，我刚刚从通化卫校毕业被派到通化县六道沟医院实习。上班第一天，我刚刚走进病房，一个十二岁的小姑娘"扑通"一声跪在我的脚下，两只小手紧紧地搂住我的腿："大夫，救救我妈妈吧！求求你了！"我怔住了。我反应过来后，赶紧跑到药房，问药房主任："有没有什么药，能救活这个孩子的母亲。"可是，所有的医生都告诉我，"现在还没有什么药能治疗这孩子母亲的病，她得的是肝癌"。

肝癌？我沉默了。其实我自己也是刚刚知道肝癌意味着什么。我失望地再次走回病房，面对孩子的母亲我只能沉默。这天夜里，我失眠了，我想起了自己立志当一名医生的抱负。可是，一个医生，面对肿瘤却束手无策，这算什么医生呢？七天之后，这个小女孩的母亲去世了。我清楚地知道，一个女儿失去年仅42岁的母亲、一个家庭失去她最爱的亲人的不幸和悲痛。

望着拉着小女孩母亲遗体远去的牛车，听着撕心裂肺渐渐淡去的哭声，我的心灵被震撼了。我不由得想起两年前给我母亲看病的艰难和无奈。那是1970年春节期间，我的母亲突然胃出血，我用爬犁拉着母亲到县医院看病。这也是我第一次到县城，见我们一身土里土气的样子，没有人愿意搭理我们。我东跑西颠直到等到晚上才等到值班医生，总算让母亲住进了医院。那间病房里，只有母亲一个病人，另外三张病床都空闲着。当时，我因为跑得太疲倦了，坐着坐着就趴在母亲的床边睡着了。突然，一个穿白大褂的人把我推醒了，没鼻子没脸地对我一顿训斥，并把我赶出病房。就这样，一连四天四夜，我都是孤零零的一个人在医院走廊的长椅上度过，这是我人生第一次感到世间的不公平。有一天，我对母亲说："娘，这些大夫太瞧不起咱贫下中农了。等我长大了，一定要当个大夫，专门为咱们农民治病！"

如今的我已经成了一名医生，而面对肿瘤患者渴望生存的眼神，面对小女孩无助的哭救声，我又能做什么呢？我默默地许下了人生第一个承诺：今生今世就做一件事，要用长白山的中草药救助天下的肿瘤患者！

从那时起，我便走上了陌生而又艰险的抗癌之路。从1972年到1982年，我走遍北京、天津、吉林、黑龙江、辽宁、浙江等地，共搜集到民间治癌秘方、验方1200多个。为了实现自己的承诺，仅仅是收集抗癌药方，我用了整整十年时间。在这漫长的岁月里，在搜集一个个药方过程中，一步步地接近我心中的梦想。

　　1977年，我从部队复员后被分配到通化县长白山制药厂，先后做过搭车装卸工、车间主任、技术股长、分厂副厂长、市委书记秘书，那时领导准备培养我当县长，可在我的内心深处，"抗癌"两个字依然分量最重。在一些人的眼里这种想法是不可思议的，有人说我"狂"，不知天高地厚；有人说我"傻"，光明的仕途不走，偏走死胡同；有人说我"疯"了，撇下妻儿不管去和癌症打交道。其实，我也曾经想过放弃，继续走我的仕途之路。可许多肿瘤患者的求救声，以及曾经那位小女孩渴望的眼神时时在敲打着我的心灵。记得有位30岁的男性肝癌患者给我打电话，哭着说："王教授，医院判我3个月生存期，我的儿子才8个月，救救我吧，能让我再活半年也行啊，我只想在临死前听到儿子叫我一声爸爸。"面对肿瘤患者与亲人的生离死别，我的心情非常沉重，我深感自己的责任重大。再大的压力，再多的困难，在抗击癌魔的道路上也要奋勇前行。

　　我们在没有科研设备、缺少资金的情况下，历经无数磨难，经过坚韧不拔的努力，终于在1988年，让列为国家"七五"重点科技攻关项目的抗癌中成药复方天仙胶囊通过了国家新药审批，成为我国实行药政法后第一个抗癌中成药。复方天仙胶囊通过卫生部新药临床鉴定的消息被新华通讯社、中国新闻社、人民日报等国内多家媒体报道。与此同时，包括美国、菲律宾、日本、新加坡、加拿大等国家和地区的报纸也迅速转载，介绍了这一科研成果。

为了把科研成果用于肿瘤患者，我们先后在北京、上海、珠海和通化创建了中西医结合肿瘤医院。临床研究证明，一个真正的好医生要懂得心理学、哲学，并具有把多学科与先进的治疗手段有机地结合起来的能力，才能在治疗肿瘤上有所突破。经过我们在临床实践中的不断探索发现，采用中西医结合冲击疗法和系列抗肿瘤药物相结合治疗肿瘤的方法，能够提高肿瘤患者的生活质量，对延长患者的生存期有一定帮助。尤其是给失去手术、放化疗机会的肿瘤患者带来了生存的希望。

我不是临终医生，我和我的同仁们在不断探索治疗肿瘤有效途径的同时也正在努力地探索如何预防肿瘤、延缓衰老的途径。我们在吉林省通化市创建了10平方公里的长白山养生谷，打造了国际肿瘤康复第一村，为人类的健康事业做出了应有的贡献。

我曾看过一个故事：在一个大沙漠中有一个小部落，原本是一小块绿洲，部落的人们可以在这里自由地生活。后来，由于多年风沙灾害，绿洲就成了沙漠，水源干枯，良田无收，连牛羊都无法继续生存。于是，部落的人们开始想办法走出这片沙漠，寻找新的生息之地。奇怪的是，这里的人无论向哪个方向走，都没有一个人能走出沙漠。一部分人饿死在路上；一部分人被野狼吃掉了；还有一部分人因为迷失了方向，又回到了原地。突然有一天，一个探险者来到了这里，他们恳求探险者把部落里的人带出去。探险者弄清了他们走不出去的原因：在茫茫大漠里无法准确地判断方向。所以，他们走的路线实际上不是直线而是一条弧线。于是，探险者让部落里的每个人准备一个火把，白天休息，天黑了带着他们朝着北斗星的方向一直走。七天后，探险者把所有部落的人带出了沙漠，来到一片新的绿洲。从此，探险者就成了第一个走出沙漠的领路人，如今那片绿洲已经成了旅游胜地。为纪念探险者的善举，部落里的人们在那里树了一座探险者的铜像，铜像底座上刻着这样一行文字：新生活是从选准方向开始。

这个故事告诉我们，抗击癌魔也是如此，只有选对正确的方向，找到科学的方法，才能最终战胜癌症。2015年诺贝尔生理学或医学奖授予85岁的中国药学家屠呦呦，这是中国医学界迄今为止获得的最高奖项，也是中医药成果获得的最高殊荣。她的突出贡献是研制新型抗疟药青蒿素和双氢青蒿素。屠呦呦之前，也有很多人尝试过许多中草药的提取，但屠呦呦将目标最后锁定在了青蒿；同行普遍采用煮的办法来提取青蒿素，而屠呦呦采用了乙醚进行萃取。我觉得，就是这个选择奠定了她成功的基础，也就是说她选对了研究的方向和方法。

编著此书的目的不仅是希望广大读者从中了解如何科学有效地防治肿瘤，更重要的是倡导一种全新的医学模式——多学科、综合、全程式肿瘤防治新模式。克服肿瘤防治的治疗手段和方法单一的局限性，提倡中西医之间不排斥、多融合，不守旧、多创新，不搞门户之见，要看实际效果。选择科学的治疗方法，使更多肿瘤患者重获新生！

最后，衷心地感谢在编著此书中各位专家的指导和同仁们为肿瘤防治做出的不懈努力！

王振国

2016 年 1 月于北京

目　录

《目录》

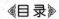

绪论： 肿瘤全程治疗的必要性

2014 年 2 月 4 日，世界卫生组织下属的国际癌症研究机构发表的《2014 年世界癌症报告》指出，全球肿瘤患者的数量正以惊人的速度增加。2012 年，全球新增肿瘤病例约达 1400 万例，预计 20 年内这个数字将上升到 2200 万。这份报告给人们的警示就是"到了改变环境和生活方式的时候了"。

《2012 中国肿瘤登记年报》表明，我国近 20 年来肿瘤呈现发病率和死亡率走高以及年轻化的趋势，每年新发肿瘤病例约 312 万例，平均每分钟就有 6 人被确诊为肿瘤。以上数据说明，肿瘤已经成为人类健康的一大杀手。

临床实践证明，肿瘤的治疗仅仅靠单一方法是难以获得理想效果的，因为任何单一治疗方法都是不全面的。比如肿瘤患者治疗后的 1~3 年内是发生复发、转移的高危期，半数以上的患者都是在这个时期发生复发、转移的，从而导致前期的肿瘤治疗前功尽弃，这充分说明了肿瘤的治疗不是一蹴而就的。

因此，我认为肿瘤的治疗应采取全程式治疗的模式。所谓全程治疗是相对于阶段性治疗而言的，是指肿瘤患者的终身治疗，也就是包括了从发病、诊断到手术、放疗、化疗、物理疗法、中药、介入、分子靶向治疗等综合治疗，从康复期的治疗到终身的防复发、防转移的全程治疗。

那么，为什么提出肿瘤全程治疗的概念呢？

首先是为了防止肿瘤复发、转移。肿瘤的复发、转移是一个多步骤连续性的主动过程，这个特性决定了肿瘤需要全程治疗。

肿瘤患者在接受手术、放化疗后，无法完全清除体内残留的癌细胞，这些细胞内毒素仍在患者的血液或淋巴组织内，癌细胞会从原发肿瘤沿着一定渠道（淋巴道、血液、腔道）到达另一部位或多个部位，形成新的转移灶。

常见的肿瘤转移途径包括淋巴道转移、血道转移、直接蔓延（浸润）、种植性转移等。一旦癌细胞侵入淋巴管，可以脱落形成栓子，或在管内增殖而形成连续性肿物，但多数是通过淋巴管进入区域淋巴结而形成淋巴结内转移。一般淋巴结转移出现的时间越早，其范围可能也越广泛。当含有癌细胞的淋巴液进入血液后，或癌细胞直接侵入小血管，就可能发生血行转移。进入血液中的癌细胞以单个细胞或由纤维素连成一团的形式在血液中移动，一般进入血循环中的癌细胞不能存活，但当它们在运行过程中得到停留的机会，就会侵犯管壁并进入血管周围的间质，生长成转移灶。因此，抗凝剂和化学治疗有可能减少肿瘤的转移，而挤压、局部操作则可能增加转移的机会。机体不同的组织对转移有不同的亲和性，肝、肺、骨髓、脑及肾上腺为常见的转移部位，而脾、肌肉等则很少出现转移。同样，不同的肿瘤发生转移的时机也有差别，一般血行转移多在病情的后期发生，但肺癌、乳腺癌、肾癌、脑癌、前列腺癌及甲状腺癌等早期即可有血行转移。

所以，肿瘤的治疗需要不间断地根据不同情况进行全程治疗，才能防止肿瘤的复发和转移。

其次是为了解决患者免疫功能低下。"手术、放疗、化疗"三大常规手段副作用明显，解决患者免疫功能低下需要综合性治疗。

手术对大多数早、中期的肿瘤患者来说是首选的治疗方法。但手术也有其自身的缺点，它毕竟会对患者造成新的创伤，如为保证手术治疗的彻底性一般需同时切除一定的正常组织，术后会导致相关的后遗症及功能障碍等。同时，手术也有一定的危险性，比如有的肿瘤如果超越局部及区域淋巴结时或浸润重要脏器及大血管时，则往往无法进行手术或实施手术也不能治愈。同时，手术只是局部治疗的方法，它无法防止癌细胞的远处转移及消灭循环血液中的癌细胞。所以，并不是所有的肿瘤都适宜采用手术治疗。

目前，临床常用的抗肿瘤化学治疗药物均有不同程度的毒副作用，有些严重的毒副反应是限制药物剂量甚至是使用的直接原因。它们在杀伤肿瘤细胞的同时，也杀伤正常组织的细胞，尤其是杀伤人体中生长发育旺盛的血液、淋巴细胞等，而这些细胞是人体重要的免疫防御系统，破坏了人体的免疫系统，肿瘤就可能迅速发展，最终造成严重后果。化疗的毒副反应分为近期毒性反应和远期毒性反应两种。其中，近期毒性反应又分为局部反应和全身反应，远期毒性反应主要是导致生殖功能障碍及致癌作用、致畸作用及神经毒性、造血功能障碍、间质性肺炎、心脏毒性、内分泌失调等。此外，由于化疗的毒副作用，有时还可导致并发症，常见的有感染、出血、腔道穿孔、尿酸结晶等。

免疫系统具有识别突变的细胞或肿瘤细胞的作用，并将其消灭或破坏，以防止肿瘤的发生，这就是机体的免疫监视机能。体内的 T 淋巴细胞能识别肿瘤细胞，在接受肿瘤细胞刺激后，转化为能攻击和杀伤肿瘤细胞的致敏淋巴细胞，起着免疫监视机能。胸腺是免疫系统中的重要器官，实验证明，胸腺及与之有关的细胞免疫在抑制肿瘤生长中也起着主要作用。一部分淋巴细胞只有在胸腺体液因子作用下，才能分化为具有免疫活性的 T 细胞。有人测定随着年龄的增长胸腺逐渐萎缩，胸腺素水平进行性下降，肿瘤发生率也就随之增高。

原发和继发免疫缺陷者容易发生肿瘤且这些肿瘤多发生在淋巴组织。继发性免疫缺陷可见于医源性免疫缺陷，如长期应用免疫抑制剂的器官移植者易发生肿瘤，大量放、化疗引起的免疫抑制可能导致原有肿瘤被有效治疗的同时却产生了新肿瘤，这可能是由于医源性因素影响了机体免疫监视功能，从而降低了机体对肿瘤细胞或突变细胞的监视作用所致。

现代研究表明，一个人体内约有 10 万亿个细胞，而这些细胞中每天可能有数以万计的细胞由于种种原因发生恶变，但由于人体有强大的免疫系统防卫，它们被识别并不断地被消灭或抑制，所以正常人一般不会发病。但如果由于各种原因如营养不良、身体衰弱、长期过度疲劳、精神紧张及精神创伤等破坏了免疫系统，导致免疫功能降低，对癌症细胞"监控失灵"，癌症细胞便会大量生长，其速度超过了免疫系统识别、清除癌症细胞的速度，这时，癌症就会发生。因此，如何保持人体免疫防卫系统的完善，是预防肿瘤复发、转移的关键。所以，采取有效措施以保护及提高肿瘤患者的免疫功能，是治疗肿瘤时需要全程考虑的问题。

最后也是为了防治患者的心理问题。人的精神、情绪影响癌症的康复，重视患者的心理问题需要全程治疗。

现代医学越来越重视心理因素在疾病的发生、发展和转归过程中的作用。肿瘤的发生更是与心理因素密不可分，不良的情绪及精神刺激会促使肿瘤的发生与发展。临床上，我们常见许多肿瘤患者在发病过程中，长期处于不良的精神状态，如忧愁、紧张、过度抑郁等。而严重的精神创伤、精神过度紧张和过度抑郁，都可能是肿瘤细胞的活化剂。心理因素与肿瘤的关系在女子身上似乎更明显。例如，神经质的女性或因长期抑郁而不能发泄怨气的女性比那些快乐型的女性更易患乳腺癌。医学家们还发现，在成功切除肿瘤后的患者中，出现复发或患重复癌的患者往往是性格压抑而沉重的人。所以，保持良好的情绪及心理精神状态对肿瘤及其他疾病都有一定的预防作用，并有助于促进疾病的好转。

因此，在患者接受肿瘤治疗期间，因化疗药物引起的心理方面的后遗症不容忽视。化疗药物会导致患者脱发、性功能障碍，长期或大剂量化疗也可导致患者一般状况恶化，如体重下降、身体虚弱，以致不能正常工作，这些均会使患者感到自卑。化疗过程中，最难处理的问题可能是患者对化疗药物的恐惧和焦虑。临床上，患者的有些不适症状可能是由于心理因素造成的，如有些患者每当想到自己使用的某种药物时，就会因"闻"到一种强烈的化学气味而引起恶心甚至呕吐，这便是化疗药物给患者留下的心理副作用。因此，我们应该重视患者的心理卫生，鼓励患者调节好自己的情绪，对不良的精神刺激采取积极乐观的态度，在肿瘤患者的发病、治疗、康复期间进行全程的心理治疗。

目前，肿瘤的治疗已经进入了综合治疗时代。因此，除一些早期肿瘤和个别特殊类型的肿瘤以外，绝大多数肿瘤的治疗，原则上应当采取综合治疗。肿瘤综合治疗的手段安排顺序应当符合肿瘤细胞生物学规律。肿瘤治疗失败主要在于治疗不彻底导致的治疗后复发，远处转移未得到控制以及机体免疫能力降低等方面。所以，肿瘤综合治疗应该首先全面评估患者的整体情况，确定肿瘤是局限还是播散，哪一个是主要威胁或首先需要解决的问题；再次，评估肿瘤病变性质、范围、分期、受体以及基因情况；最后，应当考虑治疗给患者带来的益处和负担。综合治疗安排要合理，要充分评估采用某种治疗手段的利弊，选择有效治疗手段；对于需要多学科参与的综合治疗，应强调计划性综合治疗，建议多学科协作共同制订综合治疗方案，有计划地实施。在肿瘤治疗中，应避免盲目性治疗，避免过度治疗。只有结合得早，结合得精准，才能达到 $1+1>2$ 的效果。

综合治疗并不是各种治疗手段的简单叠加，而是根据病人的身体状况、肿瘤的病理类型、侵犯范围与分期等，全面综合分析和充分讨论协商，制订出一个周密的、科学的计划，将各种合理的治疗手段有机地结合起来应用，起到协同作用，特别是各种治疗手段的先后顺序，应当有机地结合在一起，不能脱节、停顿，更不能半途而废。

中医治疗是肿瘤综合治疗的重要组成部分，也是全程治疗肿瘤的有效途径。虽然中医治疗肿瘤的地位与确切作用未能被现代医学界普遍接受，但相关临床实践表明，它确有不可忽视的作用。**2005 年 8 月 30 日《健康报》发布消息：我国最大一项观察中药对肿瘤治疗作用的研究暨国家"十五"科技攻关项目"提高肿瘤中位生存期治疗方案的研究"，首次采用多中心、大样本、随机、双盲研究方法，经过三年深入研究得出结果：中西医结合治疗组平均生存期是 12.03 月，中医治疗组是 10.92 月，而西医治疗组为 8.46。课题组负责人介绍，肺癌的发病率、死亡率**

已逐渐上升为肿瘤的首位，而其手术率只在20%～30%，其余70%～80%的Ⅲ、Ⅳ期非小细胞肺癌患者，只能接受非手术治疗。这充分说明了中医药在治疗肿瘤中，具有的重要地位、作用和巨大潜力。在肿瘤治疗的过程中，应当以中医药理论为指导辨证论治，与现代医学技术有机结合，有计划地合理地应用现有各种治疗手段。充分发挥中医药在肿瘤全程治疗中的作用，特别是在恢复机体动态平衡，增强放疗和化疗的敏感性，最大限度地降低放化疗毒副作用，减少肿瘤转移和复发等方面，使获得根治性治疗的肿瘤患者达到完全治愈，使晚期肿瘤患者的生活质量得以改善，在延长生存期方面发挥中医药独特的优势。疗效是硬道理，作为肿瘤专科医务工作者，应该摒弃各种固有观念，为挽救更多的肿瘤患者，努力提高全程综合治疗水平，为人类健康和医学做出应有的贡献。

第一章

肿瘤概述

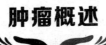

一、 人为什么会患肿瘤

肿瘤（tumor）是指机体在各种致癌因素作用下，局部组织的某一个细胞在基因水平上失去对其生长的正常调控，导致其克隆性异常增生而形成的异常病变。

肿瘤细胞与正常细胞相比，其结构、功能和代谢均有异常，它们具有超常的增生能力，这种能力和机体不相协调。人体除头发、牙齿和指甲以外，几乎所有的器官、组织和细胞都可以发生肿瘤。因此，肿瘤不是一种单纯的疾病，而是一大类复杂的疾病。其表现为异常细胞的失控生长，并由原发部位向其他部位播散，这种播散如无法控制，将侵犯要害器官并引起衰竭，最后导致死亡。人体大约可发生四百多种不同的肿瘤，人们常说的癌症就是恶性肿瘤，实际上这是一大类疾病的总称。

正常细胞转化为癌细胞的过程称为"癌变"或"恶变"。癌变的原因和过程，至今尚不完全清楚。一般说来，人体正常细胞转变为癌细胞是一个复杂的过程，这个过程要经历相当长的时间，通常要十年或数十年的时间，是由量变到质变的过程。

大多数科学家认为，细胞癌变是"基因突变"或"基因功能失调"的结果。在肿瘤研究中，发现人体细胞内天然就存在着一组能够引起细胞癌变的基因——癌基因。在正常情况下，癌基因对人体非但无害，而且对细胞的生长和分化均起着重要的作用。因此，癌基因尽管人人有之，但并非人人都患癌症。只有当正常细胞受到外界致癌因素的反复作用后，细胞内处于静止状态的癌基因才被激活，基因结构产生突变或基因表达失去控制，使细胞原有的正常生物学性状发生改变，从而破坏了正常细胞代谢的动态平衡，于是癌细胞就产生了。

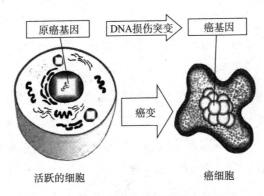

原癌基因　　DNA损伤突变　　癌基因

癌变

活跃的细胞　　　　　癌细胞

活跃的细胞和癌细胞

目前，科学家们已能从膀胱癌、肺癌、结肠癌等二十多种肿瘤患者的细胞中分离出癌基因。因此，多认为癌基因被激活是细胞癌变的重要原因。

人体的正常细胞转变为癌细胞，是一个相当长的过程。一般需经常接触致癌物多年之后，使组织、器官的细胞引起进行性的重度不典型增生，才能演变成癌。这个过程称为诱导期，一般长达 15～30 年。

人体发生肿瘤的原因很多，但总的来说肿瘤的发生既与外源性致癌因素的性质、强度和作用时间有关；同时也与人体的内在因素有着重要的关系。外源性致癌因素包括物理性致癌因素、化学性致癌因素等。内源性致癌因素包括内分泌功能紊乱、神经精神因素、免疫状态和遗传因素等。尽管外源性致癌因素的存在容易引发癌肿，但是处于同样条件下接触同质、同量致癌因素，有的人发病，有的人则不发病，可见外因很重要，但必须在内因的基础上起作用。

随着细胞分子学研究的进展，使人们了解到细胞是个复杂精细的生命结构。许多致癌物质，有的影响细胞核的基因使之发生改变，有的影响细胞的代谢环节。由于这些影响，细胞内酶系统和细胞核功能发生紊乱，使得处于静止或正常的细胞出现分裂启动和去氧核糖核酸合成促进现象，导致细胞分裂、分化和生长行为的一系列改变，从而引起癌变。

最新的癌基因理论认为，肿瘤的发生是由于细胞的增殖与分化失常。当细胞分裂增加、分化或死亡减少时，未分化的终极细胞数增多，即出现了恶性生长现象。细胞的增殖常由调控失去平衡引起。癌基因学说阐明了一些影响到细胞增殖或癌变关键控制点的基因变化，并认为有两类基因直接参与肿瘤的发生，它们是癌（肿瘤）基因和肿瘤抑制基因。癌（肿瘤）基因是指在自然或实验条件下，具有潜在诱导细胞恶性转化的基因。癌（肿瘤）基因的表达产物对细胞的增殖起正调节，当它们发生结构改变或表达过度，促生长的作用过强，会引起细胞的过度增生；而另一类肿瘤抑制基因的产物，则对细胞的增殖起抑制作用，当它们的结构与功能改变时，失去了对细胞增殖的负调节作用，也会发生使细胞增生的信息。在两种基因中的任何一种或共同的异常作用下，即有可能导致肿瘤的发生。

二、　肿瘤的良恶性

按照肿瘤的生长特性及其对人体的破坏程度，可分为良性与恶性两大类，也有一些肿瘤是介于良性和恶性之间的，虽属良性，但其细胞增生活跃，而又不够恶性的程度，很难确定为良性或恶性，称为"临界性肿瘤"或"交界性肿瘤"。

按照肿瘤的组织来源，又可分为上皮组织、间叶组织、神经组织、淋巴造血组织及其他组织肿瘤等。如果按人体的不同器官、系统来分类，可以分为颅脑、头颈、骨骼、皮肤、软组织、呼吸系统、循环系统、消化系统、泌尿系统、内分泌系统以及生殖系统肿瘤等。

各类肿瘤的名称、性质、组织来源及好发部位，见表1-1所示。

表1-1　来源于不同组织的肿瘤

组织类别	组织来源	良性肿瘤	恶性肿瘤	好发部位
上皮组织	鳞状上皮	乳头状瘤		皮肤、鼻窦、喉
			乳头状癌	子宫、皮肤、肺、鼻咽、阴茎、喉

续表

组织类别	组织来源	良性肿瘤	恶性肿瘤	好发部位
	腺状上皮	腺瘤		甲状腺、乳腺、胃肠、肺支气管
			腺癌	肺、乳腺、甲状腺、胃肠、其他腺上皮部位
		囊腺瘤	囊腺癌	卵巢
		混合瘤	混合癌	唾液腺
	移行上皮	乳状状瘤	移行上皮癌	肾、膀胱
	基底细胞		基底细胞癌	皮肤
间叶组织	脂肪	脂肪瘤		四肢、皮下部
	平滑肌	平滑肌瘤		子宫、胃肠壁、脉管壁、皮肤
			脂肪肉瘤	子宫
	纤维组织	纤维瘤		
			纤维肉瘤	任何部位及器官
	横纹肌	横纹肌瘤		头颈部、腋下、会阴、胸壁
			横纹肌肉瘤	四肢、子宫、阴道壁、肾、膀胱、胃肠、胆管、舌等
	血管、淋巴管	血管瘤 淋巴管瘤	血管肉瘤 淋巴管肉瘤	皮肤、舌、唇
	骨、软骨	骨瘤		长骨两端、膝部上部、肱骨上部
			软骨瘤	
		软骨瘤	软骨肉瘤	长骨、短骨
	滑膜	滑膜瘤	滑膜肉瘤	膝、腕、肘、肩、踝、足

续表

组织类别	组织来源	良性肿瘤	恶性肿瘤	好发部位
神经组织	胶质细胞	星形细胞瘤		大脑、小脑、骨髓
			多行胶质母细胞瘤	大脑、脑桥
			成髓细胞瘤	小脑
	神经鞘	神经鞘瘤	恶性神经鞘瘤	四肢
	神经节	神经节细胞瘤		
			成神经节细胞瘤	肾上腺
	脑膜	脑膜瘤	脑膜肉瘤	脑膜
淋巴及造血组织	淋巴组织	淋巴瘤	何杰金氏病	颈、纵隔、后腹膜、淋巴结、肠系膜
	造血组织		白血病　多发骨髓瘤	椎体、肋骨、胸骨、颅骨及长骨
其他组织	绒毛组织	葡萄胎	绒毛上皮癌　恶性葡萄胎	子宫
	生殖细胞		精原细胞瘤	睾丸
			胚胎性癌	睾丸
	多胚叶组织	畸胎瘤	恶性畸胎瘤	纵隔、睾丸、卵巢、骶尾部
	成黑色素细胞	黑痣	恶性黑色素瘤	皮肤、眼、黏膜、口腔、鼻腔、食管、阴道、阴茎、直肠

　　根据肿瘤细胞的形态特征及其对人体器官结构与功能的影响不同，肿瘤分为良性和恶性两种类型。这两种类型肿瘤的治疗和预后完全不同，因此，区别肿瘤的良恶性对于正确的诊断和治疗具有重要的意义。

　　从良性与恶性的字义上可以明白良者善也，就是说这种肿瘤性质还好，对人危害不大；而恶性者，乃凶狠恶劣之意，这类肿瘤对生命会产生严重的威胁和危害。这两类肿瘤的特点是由肿瘤细胞的性质决定的。良性肿瘤是由于某种组织的异常增殖，膨胀生长，渐渐增大形成一个肿块，其增大后可压迫器官，影响器官的功能。例如支气管内的良性肿瘤增大后可堵塞气管腔，最后使肺不能膨胀，导致气短、呼吸困难等症状。良性肿瘤不会发生转移，而恶性肿瘤则相反。恶性肿瘤生长更加迅速，主要以浸润方式生长，并可借助于淋巴道、血道或腔道，使肿瘤细胞转移到人体其他组织器官。显微镜下观察肿瘤细胞的形状、大小、细胞核的特点以及肿瘤的周围侵犯、转移等情况，可以明确肿瘤的良恶性。

恶性肿瘤细胞也有代谢旺盛的特点，恶性肿瘤核酸的合成、蛋白的合成增加，糖酵解增加，人体营养被肿瘤消耗，从而引起病人的恶病质。

良性肿瘤与恶性肿瘤的主要区别见表1-2。

表1-2 良性肿瘤与恶性肿瘤的区别

项目		良性肿瘤	恶性肿瘤
肉眼所见	生长速度	缓慢，有时停止生长	生长速度快
	生长方式	膨胀性和外生性生长，有包膜形成，与周围组织分界清楚，常可以推动	浸润性和外生性生长，常无包膜，或仅有假包膜，故与周围组织分界不清，且多不能推动

续表

项目		良性肿瘤	恶性肿瘤
显微镜所见	继发改变	很少发生坏死、出血	常发生坏死、出血或发生溃疡
	组织分化程度	分化好，异型性小，肿瘤组织与正常组织相似	分化不好，异型性大，瘤细胞与原有组织的形态差异大
	核分裂	无或稀少，无病理核分裂象	多见，并可见病理核分裂象
转移		不转移	可有转移
复发		较少复发	多有复发
对机体影响		较小，主要为瘤体的局部压迫和阻塞作用	较大，除可阻塞、压迫组织外，还可以破坏组织引起出血、感染或造成恶病质

　　癌和肉瘤都是恶性肿瘤，但由于其组织来源不同，其各自具有相应的特点，所以有的恶性肿瘤属于癌，有些属于肉瘤。

　　凡来源于人体内、外胚层的（即上皮成分，如鳞状上皮、腺上皮和移行上皮等）恶性肿瘤统称为癌。常见的癌有皮肤、食管、子宫颈的鳞状细胞癌，消化道、唾液腺、甲状腺和乳腺的腺癌，肝细胞性肝癌，膀胱、肾盂的移行细胞癌等。人体除有内、外胚层之外，尚有间胚层组织，位于内外胚层之间，这些组织包括纤维组织、血管组织、淋巴管组织、脂肪组织、软骨组织、骨组织、平滑肌组织、横纹肌组织以及淋巴组织。凡来源于这些组织的恶性肿瘤叫作肉瘤，如血管肉瘤、淋巴管肉瘤、淋巴肉瘤、脂肪肉瘤、软骨肉瘤以及骨肉瘤等。

癌和肉瘤虽然都具有恶性肿瘤的一些特征，但仍有一些区别。在恶性肿瘤中，癌的发生率远比肉瘤要高，但习惯把这两类恶性肿瘤细胞统称为癌细胞，有时也把所有的恶性肿瘤习惯地称为"癌症"。两者的区别，见表1－3。

表1－3　癌与肉瘤的区别

区别点	癌	肉瘤
组织来源	上皮组织	间叶组织
年龄	40 岁以上者多见	青年人较多
发病率	常见，约为肉瘤的 9 倍	较少见
大体解剖特点	质硬、色灰白、较干燥	质软、色红润、湿润呈鱼肉状
组织学特点	形成癌巢，肿瘤的实质和间质明确分界	肉瘤细胞多有网状纤维
转移途径	淋巴道转移多见	血道转移多见

三、 关于肿瘤的几个概念

1. 分化与分级：肿瘤组织在细胞形态、组织结构、代谢生长过程中都与其发源的正常组织有差异。有的肿瘤组织与正常组织相似，成熟度较高，称之为高分化；反之，肿瘤组织与正常组织相差很大，成熟度差，即分化度低，称为低分化。

病理检查通常根据肿瘤细胞的分化程度的高低，将其恶性程度分为三级：Ⅰ级，即高分化，指细胞分化程度较好；Ⅱ级，即中分化，指细胞分化程度趋于中等；Ⅲ级，即低分化或未分化，指细胞分化程度较差或很差。这种分级方法对指导肿瘤的治疗和判断肿瘤预后均有一定的意义。一般来说，分化高的肿瘤预后较好，发生转移的少；而分化低的肿瘤恶性程度高、预后差，发生转移的多，但其对放疗、化疗的敏感性高。

2. 原位癌：原位癌又叫作"上皮内癌"，是上皮细胞增生达到恶性病变的早期阶段。上皮组织是覆盖身体表面及体内脏器的内、外表面的一层组织，包括若干层上皮细胞和基底膜，其下是间质和真皮组织。原位癌就是指癌细胞只出现在上皮层内，而未破坏基底膜，或侵入其下的间质或真皮组织，更没有发生浸润和远处转移，所以原位癌有时也被称为"浸润前癌"或"0期癌"。常见的原位癌有皮肤癌、子宫颈原位癌、胃原位癌、直肠原位癌、乳腺导管内腺和乳房小叶间原位癌。

原位癌可进一步发展为早期浸润癌，偶尔原位癌可消退。原位癌的病变虽多为局限性，但也可呈多灶性或在不穿透基底膜的情况下累及较大的区域。

正因为原位癌是肿瘤发生发展五大阶段（癌前阶段、原位癌、浸润癌、局部淋巴结转移、远处播散）的第二阶段，还没有形成浸润和转移，如果能及时发现，尽早切除或给予其他适当治疗，完全可以达到治愈的目的。所谓癌症的早期发现，最理想的也是发现原位癌，这时治疗效果极佳。例如，最早期的子宫颈癌是原位癌，病人没有自觉症状，肉眼也看不出癌变，通过子宫颈癌普查，采用宫颈细胞涂片的方法可以发现它，如果及时予以治疗，治愈率可达100%。

3. 早期癌、微小癌、隐匿癌：早期癌是指原位癌伴有早期浸润，所谓早期是指仅有微灶浸润。胃肠道癌早期浸润指浸润的癌细胞仍然在黏膜内，宫颈鳞形细胞早期浸润癌是指浸润灶的范围限于自基底膜起至3毫米深度的间质，这种浸润只有在显微镜下才能见到。一般认为，浸润灶的深度小于1毫米者不会伴有淋巴结转移，仍可按原位癌治疗；浸润灶深度大于1毫米小于5毫米者少数可有转移。微小癌是指体积很小的癌，各种器官的微小癌的标准不一。如，肝脏微小癌或称小肝癌是指单个癌结节或相邻两个癌结节的直径之和不超过3厘米，临床上多无症状，所以又称为亚临床肝癌；而胃微小癌是指直径在5毫米以下的癌。隐匿性癌是指原发癌甚小，临床上未能发现，首先发现的是转移性癌。例如，甲状腺隐匿性乳头状癌，病灶中心为纤维疤痕组织，内有散在的乳头状癌组织，向周围甲状腺组织浸润，这种肿瘤体积虽小但转移却较早，2/5病例在手术前已有颈淋巴结转移。

4. 原发癌、复发癌及转移癌：原发癌是原来正常组织和器官的正常细胞，在各种内外致癌因素的长期作用下，逐渐转换为癌细胞进而形成癌细胞团块，即"原发癌"，或"原发性恶性肿瘤"。原发癌占临床恶性肿瘤的主要部分，人体除指（趾）甲和毛发外，几乎各个部位，所有器官和组织都可以发生原发癌。复发癌是指原发癌经治疗消退后，在原发癌所在的器官或组织上又长出新的癌瘤，所长出的新癌瘤称为复发癌。肿瘤复发的原因是多方面的，其中最主要的因素是原发癌治疗不彻底。如手术未切除干净，放疗或化疗不彻底，虽然表面上癌肿消失，但还残存有一些癌细胞，这些残存的癌细胞在一定内外诱因作用下可引起肿瘤的复发。转移癌是癌细胞从原发部位侵入血管、淋巴管或体腔，随血液、淋巴液和体液运行，并在远隔部位或器官形成与原发病同样类型的肿瘤。转移癌必须符合两个条件：一是发生部位必须是原发癌的远隔部位；二是肿瘤的性质必须和原发癌相同。只有恶性肿瘤才可以转移，转移会促使恶性肿瘤的扩散，对机体造成更大、更广泛的危害，同时也给肿瘤治疗带来了很大的困难，肿瘤的广泛转移，往往就是晚期肿瘤不能手术的主要原因。由于有些肿瘤容易发生转移，所以有时转移癌先被发现，而后才找出原发癌，如颈部淋巴结肿大（转移癌），有时是鼻咽癌患者首先发现的临床症状。

5. 多原发性恶性肿瘤：多原发性恶性肿瘤是指在同一患者身上，先后或同时出现两个或两个以上的原发性恶性肿瘤。比如，乳腺癌患者，一侧乳房患乳腺癌后，另一侧乳房或子宫、卵巢、直肠等其他器官或部位又出现原发性恶性肿瘤。

多原发性恶性肿瘤的治疗与复发癌或转移癌的治疗是有区别的。因此，对第二次患癌症的病人，不能草率的认为是"复发"或"转移"，而应重视鉴别。多原发性恶性肿瘤多见于女性生殖系统癌症、乳腺癌及消化道癌症。

6. 外源性致癌因素：包括物理性致癌因素、化学性致癌及生物性致癌因素。

其中，物理性致癌因素包括热、机械、紫外线、放射线等。据观察，长期接触较大剂量的X线或紫外线，可使皮肤发生鳞状细胞癌；长期与大剂量放射性物质接触也会带来较高的肿瘤发生率，如开采放射性矿山或长期生活在被放射性物质污染的地区，肺癌和白血病的发病率明显高于其他地区；此外，食管癌患者大都有长期吃过热、过硬食物不良的生活习惯。

化学性致癌因素包括：①化学元素，如铬可引起肺癌，镍可能引起肺癌和鼻咽癌，长期接触砷可引起皮肤癌和肝癌，长期接触镉可引起前列腺癌，其他元素如铅、铁、锌、硫、钼等的长期和较大剂量的接触也可引发肿瘤。②环状碳氢化合物，国外很早就发现扫烟囱的工人易患阴囊癌，后来又发现接触煤焦油易患皮肤癌，经研究证实煤烟灰和煤焦油中含有环状碳氢化合物，这种物质具有致癌作用，其中最常见的为3，4-苯并芘。③亚硝胺化合物，动物实验表明，亚硝胺能诱发许多动物的多种肿瘤，主要诱发食管癌、肺癌和肝癌。相关研究提示，亚硝胺可存在于饮水和食物中，其含量高的地方往往食管癌的发病率也高；另有资料提示，亚硝胺可使绝大多数实验动物发生胃癌；同时，结肠癌的发病也与亚硝胺的存在有关。

生物性致癌因素包括了病毒和霉菌。近年来，对于病毒致癌的研究有了很大的进展，已经证实百余种动物肿瘤是由病毒引起的。在人类肿瘤方面，已从非洲儿童淋巴瘤和一些鼻咽癌患者的肿瘤组织中分离出一种疱疹病毒（EB），从乳腺癌、白血病、宫颈癌、恶性黑色素瘤和某些肉瘤中也发现了类病毒颗粒；相关免疫学研究也证实不少肿瘤患者血清中有抗病毒抗体。这些研究都说明，病毒与肿瘤的发生有着密切的关系。有人认为病毒是机体内潜伏的致癌因素，在一定条件下，这种潜伏因素被激活，就可能诱发肿瘤。一些粮食、食物和蔬菜中含有霉菌如黄曲霉菌，而黄曲霉菌产生的黄曲霉毒素有较强的致癌作用。相关研究显示，肝癌发病率高的地区，食物中黄曲霉毒素含量较高，说明黄曲霉菌可能与肿瘤发病有关。动物实验也证明含黄曲霉菌的谷物可诱发肝癌和胃癌。我国医学界学者从河北省磁县粮食中分离出一株黄曲霉菌可使实验动物如大白鼠和小白鼠发生肝癌。在生物性致癌因素中，有些寄生虫也与肿瘤发生有关。据观察，患肝吸虫病的病人中胆管型肝癌的发病率较高；患日本血吸虫病的病人中直肠和结肠癌的发病率较高。

7. 内源性致癌因素：外因是事物发生变化的条件，内因则是变化的基础。要重视内源性致癌因素的消除，才能有效地预防肿瘤。内源性致癌因素主要有以下四个方面：

首先是内分泌功能紊乱，激素是参与人体神经体液调节、机体发育和功能的重要物质。正常状态下，各种激素维持着动态平衡的关系。当疾病或某种外因引起机体内分泌功能紊乱时，可使某些激素刺激相应敏感的组织器官而容易产生肿瘤，尤其是性激素的紊乱，容易导致细胞增殖，甚至癌变。

再次是神经精神因素，传统中医理论认为有些肿瘤是七情郁结、气血凝滞引发的。不少肿瘤患者有精神创伤史，可见人的精神状态和肿瘤的发生有着重要的关系。现代医学表明，各种刺激因素长期、过度地作用于中枢神经系统，会导致高级神经活动机能衰退、正常的物质代谢失调，使致癌物质发挥作用，容易诱发肿瘤。

然后是免疫机能，人体天生具有抗癌的免疫机能，如果这种免疫机能强，可以消灭癌细胞；如果这种免疫机能弱，在致癌因素作用下容易产生肿瘤。由此可见，肿瘤的发生与不同人体的免疫机能状况关系密切。当人体免疫功能受到抑制或免疫机能缺失的时候，常可引起淋巴系统肿瘤和与病毒有关的恶性肿瘤。

最后是遗传因素，某些肿瘤的发生与遗传因素有密切的关系，如视网膜母细胞瘤、肾母细胞瘤、嗜铬细胞瘤、神经母细胞瘤、结肠腺癌、乳腺癌、胃癌等均有较明显的遗传倾向或家族聚集性。但是，导致肿瘤发生的遗传机理目前还不清楚。对大多数与遗传有关的肿瘤的发生而言，遗传仅是一种倾向，即由于遗传或遗传性疾病所具有的 DNA 或染色体改变，增加了人体对生物性、物理性或化学性致癌因素作用的敏感性，也影响了 DNA 分子的正常修复，再加某些免疫反应，进而促进肿瘤的形成。

第二章

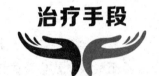

治疗手段

一、 手术

手术是肿瘤治疗的重要方法之一。尽管治疗肿瘤的手段越来越多,但仍有半数以上的肿瘤需要以手术为主要治疗手段,并且大多数肿瘤患者需用手术作为诊断及分期的手段。

有的专家认为,肿瘤治疗应该是在手术前先把病灶控制好,把转移灶缩小甚至消除。就是先"转化"肿瘤,把大肿瘤转成小肿瘤,把晚期肿瘤转化到中期、甚至早期,然后再开刀,达到病灶切除甚至肿瘤根治的效果。

我在临床实践中,发现有的肿瘤患者应该手术的却没有手术,不应该手术的却进行了手术,结果治疗失败。我认为对肿瘤患者行手术治疗一定要慎重,要看肿瘤有无转移,病灶是否局限等。根据我的经验,术前用抗癌药物治疗 15～30 天为佳,术后根据患者病情进行免疫和抗癌药物治疗以防复发转移。

手术治疗无论是根治性还是姑息性的肿瘤切除,其优势在于效果直接、迅速,早期患者手术后有完全治愈的可能。其缺点在于存在一定危险性,尤其对于重要部位的肿瘤,手术风险较大。另外,由于手术是局部疗法,对于已经发生转移的肿瘤患者仅能做姑息性局部切除,且由于手术对人体的创伤较大，会使患者的免疫力降低，并且易出现一系列并发症。

目前，除血液系统的恶性肿瘤（如白血病、恶性淋巴瘤及多发性骨髓瘤）外，大多数实体瘤都可以采用手术疗法。

1. 手术的作用与分类：外科手术不仅具有治疗肿瘤的作用，还可以用于肿瘤的预防、诊断、重建与康复。因此，可按肿瘤手术的作用分为预防性手术、诊断性手术、治疗性手术和重建与康复手术。各种手术类型有其各自的针对性，例如，诊断性手术的目的在于明确肿瘤的病理学诊断，以进一步有针对性地开展相应的治疗性手术或放疗、化疗。

（1）预防性手术：如前所述，肿瘤的发生发展是一个逐渐演变的过程，某些疾病或先天性病变发展到一定程度时，可发生恶变。如果能在恶变前及时进行预防性切除，则可预防肿瘤的发生。例如，家族性结肠息肉病的患者，40岁以后有约半数可发展为结肠癌，70岁以后几乎所有患者均罹患结肠癌。因而，家族性结肠息肉病与结肠癌的关系十分密切，此类患者最好在40岁之前接受全结肠切除术，以预防肿瘤的发生。此外，先天性睾丸未降或下降不全，睾丸停留在腹腔内，常有发生睾丸癌的危险，因此应在患儿学龄前甚至更早年龄及早施行睾丸复位术或切除手术，以预防恶变。对于恶性肿瘤的癌前病变，如结直肠息肉、皮肤黏膜白斑病、宫颈非典型增生、膀胱乳头状瘤等，均应及时治疗以预防其进一步发展为恶性肿瘤。

预防性手术切除的标本也应该常规进行病理分析，以免忽略了可能已经发生的恶变。应当指出，预防性手术切除也应全部切除病灶，不能只切取部分。

（2）诊断性手术：肿瘤治疗前必须有一个明确的诊断，特别是组织学或细胞学诊断，只有明确诊断后才能正确治疗。盲目地治疗只能增加病人的痛苦甚至加重病情。要获得组织或细胞常用的方法有细针吸取、穿刺活检、咬取活检、切取活检、切除活检和手术探查。不论采用何种活检方式，都应尽量缩短活检与进一步采取相应治疗的间隔时间，即明确诊断后应该立刻开展相应的治疗，因为活检也有引起肿瘤播散的可能。例如，乳腺癌有可能沿细针针道转移，或经切取活检的创面进入血液循环中转移。取得病理诊断后，外科医师还应结合临床检查、实验室检查和影像学检查，进行肿瘤分期，以便更好地制订治疗方案。

（3）治疗性手术：毋庸置疑，外科手术是治疗肿瘤最常见、最有效的方法。对于大多数良性肿瘤，如皮下脂肪瘤、纤维瘤、甲状腺瘤、平滑肌瘤、子宫肌瘤等，手术切除后可以获得痊愈。有些早期的恶性肿瘤，如Ⅰ期的子宫颈癌、乳腺癌、食管癌、胃癌、膀胱癌等，根治性手术切除后5年治愈率都可达到90%以上。进展期肿瘤通过以手术为主的综合治疗，5年治愈率也可达近50%。晚期肿瘤亦常需要姑息性手术或减瘤手术、减状手术，达到减轻患者痛苦、延长寿命、提高生活质量的目的。另外，为了配合其他治疗，还需要进行一些辅助性手术。

2. 外科治疗原则：包括良性和恶性肿瘤的外科治疗原则。

（1）良性肿瘤的外科治疗原则：良性肿瘤以局部膨胀性生长为主，其边界清楚，多数有完整的包膜，没有淋巴道和血道的侵袭和转移，其治疗以手术切除为主，一般手术切除后即可治愈。手术原则是完整彻底地切除肿瘤，还应包括肿瘤包膜及少量正常的周围组织，如甲状腺瘤要求做肿瘤所在腺叶大部切除或腺叶及峡部的切除。

应当指出，良性肿瘤如治疗不当极易导致复发及恶变。例如，咽部的乳头状瘤多次切除后容易恶变为乳头状癌；皮肤交界痣切除不彻底会发展为恶性黑色素瘤等。所以，肿瘤的第一次手术治疗是否得当极为重要。另外，必须强调切除的肿瘤必须进行病理检查，明确病理性质，以免将恶性肿瘤误诊为良性肿瘤。一旦病理证实为恶性，则应按恶性肿瘤的处理原则进一步治疗。

有些良性肿瘤的生物学特性呈现部分恶性肿瘤的特征，称为交界性肿瘤，其手术切除范围应进一步扩大，术后需严密随诊。

（2）恶性肿瘤的外科治疗原则：肿瘤外科治疗，尤其对恶性肿瘤的治疗中所采用的各种根治术对机体的形态、功能破坏性很大，因而在决定采用外科治疗前必须明确诊断。没有正确的诊断就不可能采取行之有效的正确治疗。肿瘤诊断包括病理诊断和临床诊断。

恶性肿瘤的外科治疗往往创伤大、致残率高。如直肠癌腹会阴切除术后失去肛门而要终身造口。因此，肿瘤外科手术特别是大手术或易致残手术，术前必须有病理诊断，以免误诊误治。有些病例在术前难以取得病理诊断，应在术中取组织作快速冰冻切片检查。另外，同样是恶性肿瘤，由于分类不同，生物学行为也不一样，所采取的术式就不尽相同。例如，胃平滑肌肉瘤仅作广泛切除术，不必作胃周淋巴结清扫，而胃癌则应清扫胃周相应各组淋巴结。由此可见，病理诊断对肿瘤外科治疗的实施至关重要。

对肿瘤施行手术治疗前必须做出正确的诊断和临床分期，这样才能更好地反映病人的实际情况，以选择恰当的治疗方法。如果肿瘤的生长已经超过局部及区域淋巴结的范围，手术常达不到根治的目的。例如，病理诊断直肠癌，并不能提示能否对病人施行直肠癌根治术，临床医师应结合各种临床资料进行综合分析，如果病人已有肝脏多发转移，则只能采取姑息性手术。

目前，常用的分期方法是国际抗癌联盟制定的 TNM 国际分期方法。其中，T 代表原发灶，根据病灶大小或浸润深度分为 T0、TX、Tis、T1、T2、T3、T4 等；N 代表区域淋巴结，根据淋巴结的侵犯程度分为 N0、N1、N2、N3 等；M 代表有无远处转移，分为 M0、M1。有些肿瘤还有一些特殊的分期方法，如直肠癌的 Dukes 分期。实施治疗前按临床分期（CTNM），手术探查时医师可根据外科分期（STNM）相应地修改治疗方案，术后的临床病理分期（PT-NM）则为术后辅助治疗以及评估预后提供重要的依据。

3. 制订治疗方案：肿瘤首次治疗是否正确，将直接影响治疗的效果和预后。如果对需要完整手术切除的肿瘤仅做挖除术，其术后的肿瘤播散及局部复发将会使患者失去治愈的机会。所以，外科医师必须明确外科手术在肿瘤治疗中的作用，根据肿瘤的病理类型、分化程度、临床分期以及患者的体质状况为患者制订合理的治疗方案。

一般原则是：早期肿瘤，施行根治性手术或广泛切除术；局部浸润性肿瘤或术后病理证实有癌残余或多个淋巴结转移者，术后进一步综合治疗；局部晚期肿瘤，预计难以切除的局部病变，先进行术前化疗或放疗，即新辅助治疗，待肿瘤缩小后再进行手术。

4. 选择合理的术式：确定治疗方案后，要根据患者的具体情况全面考虑，选择适当的手术方式。切忌不顾后果，随意施行手术。例如，中下段直肠癌患者的手术，是保留原来的肛门还是做人工肛门；肺癌手术是采用全肺切除还是肺叶切除；肝癌手术时，采用不规则楔形切除还是肝叶切除等，都应全面考虑综合分析。在选择手术方式时，必须遵循以下几个原则：

（1）根据肿瘤的生物学特性选择：如前所述，术前应明确肿瘤的病理性质，只有采取针对其增殖、侵袭、复发、转移的特性有的放矢的手术治疗，才能既达到肿瘤的根治，又减少对患者的损伤。例如，上皮或黏膜来源的肿瘤常伴有淋巴道转移，故手术时应清扫区域淋巴结；肉瘤易局部复发而很少发生淋巴道转移，所以应做广泛切除术而不必常规清扫区域淋巴结；食管癌有多中心起源的特点，其切除范围应注意是否足够；原发肌肉肉瘤或软组织肉瘤侵犯肌肉时，肿瘤易沿肌间隙扩散，故应将肌肉连同筋膜从起点到止点全部切除。

（2）保证足够的切除范围：对大多数实体肿瘤而言，只有手术完全切除的治愈希望最大，所以必须认识到肿瘤手术的目的是为了将肿瘤彻底切除，达到治愈的目的。即便有时手术仅能达到姑息治疗的目的，也希望患者能延长生存期或改善生活质量。手术切除范围应遵照"两个最大"原则，即最大限度的切除肿瘤和最大限度保护正常组织的结构和功能，当两者有矛盾时，应服从前者。

但是，肿瘤手术绝不是盲目扩大手术范围，所以在肿瘤手术时还必须考虑到：①患者的年龄及一般状况。肿瘤患者一般年龄较大，虽然年龄大并不是限制手术的绝对因素，但在考虑手术切除范围时必须考虑患者的年龄及身体能否耐受。例如，对老年心肺功能不佳的患者进行肺癌的肺叶切除，就应十分慎重，以免造成患者无法度过围手术期。②手术对正常生理功能的影响及术后患者的生存质量。根治性手术必然会影响患者的部分正常生理功能，但是这种损伤应该是在患者的机体可以承受的范围之内的，不能因为过分地追求根治性切除而忽略了患者术后的生活质量。例如，对青年男性病人进行盆腔手术时，就应该特别注意保护病人的骨盆神经，避免损伤，以尽可能地保留病人的性功能。③手术的复杂程度及手术本身的死亡率。一名肿瘤外科医师，其水平高低不在于他能切下什么，而在于他能科学准确地判断应该切下什么。例如，贸然对伴有严重黄疸的胰头癌患者，施行胰十二指肠切除术，非但肿瘤难以切除，患者术后可能很快死于肝肾综合征。

此外，选择术式时还应考虑到手术者的手术技巧和经验、麻醉和手术室的设备以及重症监护的水平。如果条件并未具备，不应勉强施行大手术。

5. 预防医源性播散：恶性肿瘤手术的特点不同于一般手术，除了遵循一般外科手术的无菌原则、术野暴露充分、避免损伤正常组织外，还要求保证严格的无瘤。恶性肿瘤可以发生局部种植及远处转移，任何检查和手术都有可能促进肿瘤的播散，引起术后转移和局部复发，所以为了尽量避免医源性播散，实施外科手术时必须注意下列几点。

防止肿瘤细胞播散：①术前检查肿瘤患者时力求手法轻柔，切忌用力按压、抓捏肿物，并尽量减少对同一患者的检查次数。②切除肿瘤时尽量不用局部麻醉，即使在做肿瘤切除活检时注射麻醉药也需距肿瘤有一定的距离。③手术时的切口要能充分暴露肿瘤。④手术探查时应该由远及近，动作轻柔，如上腹部肿瘤应先探查盆底，然后逐步向上腹部探查，最后才探查肿瘤；下腹部肿瘤探查顺序则相反；其他部位肿瘤亦如此，先探查远处，最后才探查肿瘤。这样可尽量避免将肿瘤细胞带至其他部位，探查动作必须轻柔，切忌大力挤压，以免癌栓脱落播散。⑤手术中应用锐性分离以减少对肿瘤的挤压，应用电刀切割不仅可以减少出血，同时可以即刻封闭小血管和淋巴管，减少播散机会，且高频电刀亦有杀灭切缘癌细胞的功能。⑥手术操作时应先结扎引流肿瘤区的主要静脉，再结扎供应肿瘤区的动脉，先处理手术切除的周边部分，逐渐向肿瘤部分分离，做到原发灶与区域淋巴结整块切除。这些措施都有利于防止肿瘤细胞的播散。

不接触原则：脱落的肿瘤细胞易在有外伤的组织创面上种植，因而应采用不接触原则。即①对已经破溃的体表肿瘤或已经侵犯浆膜表面的内脏肿瘤，应先用纱布覆盖、包裹，避免肿瘤细胞脱落、种植；②肠道手术在手术时应将肿瘤远近两端的肠管用布带结扎，防止肿瘤细胞植于创面或沿肠管播散；③接触过肿瘤的器械及时更换或清洗；④肿瘤切除后，手术人员应更换手套；⑤术后创面应用大量无菌蒸馏水冲洗，以清除可能脱落的肿瘤细胞，对肿瘤已经侵犯浆膜面，或已有胸腹膜转移的患者，可向胸、腹腔内灌注化疗药物，如顺铂、5-氟尿嘧啶等，并可在胸、腹腔内放置持续化疗管以便术后进一步灌注化疗。

关于手术治疗肿瘤的特点已概述如上，但肿瘤并不是简单的局部病变。虽然手术是目前治疗肿瘤的主要手段，但对于绝大多数肿瘤患者而言，手术并不是治疗肿瘤的唯一方法，如一些对放疗敏感的鳞癌，原则上可以不手术，采用放疗同样可达到与手术相同的治癌疗效；还有一些高度恶性的肿瘤，虽然体积很小，但易发生远处转移，不宜施行手术，可改用放疗、化疗或中药治疗。有些患者即使采用了根治性手术也不可能保证术后不复发转移。

对于失去手术机会的患者，通过中西医结合治疗也许会带来生机。下面是我们的一位患者的例子。

安徽省煤炭地质局第一勘探队工人黄先生，1998 年 10 月患胰腺癌（肿块 4cm×5cm×5cm），并且动手术时发现肿瘤已经扩散到肝部，肿块和血管粘连在一起难以分离，如果切除恐怕患者连手术台也下不来。在无法进行手术的情况下，患者开始服用振国牌系列抗癌中药，2000 年 10 月患者到医院复查，发现胰腺肿瘤缩小，转移到肝部的肿瘤全部消失。现在，黄先生一直正常坚持工作，并且愉快地生活。

二、　放疗

据世界卫生组织统计，目前恶性肿瘤治愈率为 45% 左右，其中放疗的贡献为 18% 以上，充分体现了放射治疗在肿瘤治疗上的重要地位，是治疗恶性肿瘤的主要手段之一。但是，我认为放疗对已经发生多处转移、体质虚弱的患者不宜使用，即便是适合采用放疗的患者也应在放疗时配合中药治疗，以起到增敏减毒的作用，提高放疗效果。

肿瘤放射治疗（简称放疗）是利用放射线（如放射性同位素产生的 α、β、γ 射线和各类 X 射线治疗机或加速器产生的 X 射线、电子线、质子束及其他粒子束等）治疗恶性肿瘤的一种方法。放射治疗已经历了一个多世纪的发展历史，在伦琴发现 X 线、居里夫人发现镭之后，它们就很快被分别用于临床治疗恶性肿瘤。直到现在放射治疗仍是恶性肿瘤重要的局部治疗方法，大约半数以上的肿瘤患者在治疗肿瘤的过程中需要接受放射治疗。

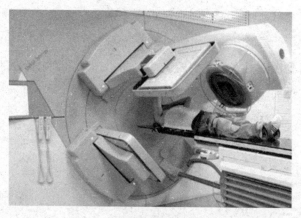

放射治疗仪

1. 放疗的适应证：放疗可用于单纯根治的肿瘤，与化疗、手术结合治疗的肿瘤以及姑息性放疗。

（1）单纯根治的肿瘤：鼻咽癌、早期喉癌、早期口腔癌、副鼻窦癌、何杰金氏病、髓母细胞瘤、基底细胞癌、肺癌、食道癌等。

（2）与化疗结合治疗的肿瘤：小细胞肺癌、中晚期恶性淋巴瘤等。

（3）与手术结合治疗的肿瘤：上颌窦癌、耳鼻喉癌、胶质神经细胞瘤、肺癌、胸腺瘤、胃肠道癌、软组织肉瘤等。

（4）姑息性放疗：骨转移灶的止痛放疗、脑转移放疗、对晚期肿瘤所引起的局部严重合并症起缓解作用的治疗。有时将姑息性放疗称为减症放疗。

2. 放疗的临床应用：放疗在临床中应用于如下几个方面。

（1）根治性放疗：根治性放疗指应用放疗方法全部而永久地消灭恶性肿瘤的原发和转移病灶。对放射线敏感及中度敏感的肿瘤可以用放射治疗根治，在这类肿瘤的综合治疗方案中，放疗也起到主要作用。

（2）姑息性放疗：姑息性放疗是指应用放疗方法治疗晚期肿瘤的复发和转移病灶，以达到改善症状的目的。①止痛，肿瘤骨转移及软组织浸润等所引起的疼痛。②缓解压迫，如肿瘤引起的消化道、呼吸道、泌尿系统等的梗阻。③止血，如肺癌或肺转移病灶引起的咯血等。④促进溃疡性癌灶控制，如伴有溃疡的大面积皮肤癌、口腔癌、乳腺癌等。⑤改善生活质量，如通过缩小肿瘤或改善症状后使生活质量提高。

（3）辅助性放疗：辅助性放疗是将放疗作为综合治疗的一部分，应用放疗与手术、化疗、中药等综合治疗，以提高患者的治疗效果。在手术或化疗前后，放疗可以缩小肿瘤或消除潜在的局部转移病灶，提高治愈率，减少复发和转移。

（4）急症放疗：主要用于以下几个方面。

①上腔静脉压迫综合征：病人临床表现为面部水肿、发绀、胸壁静脉及颈静脉怒张、上肢水肿、呼吸困难、不能平卧等。引起上腔静脉压迫综合征的肿瘤，肺癌所占比例最高，恶性淋巴瘤次之约占 10%。此时应立即给予放射治疗，以迅速缓解患者的症状，待症状缓解后改为常规放疗。②颅内压增高症：颅内压增高症会导致脑实质移位，在张力最薄弱的方向形成脑疝，造成患者神经系统致命性损伤而猝死。其临床表现为头痛、呕吐、视觉障碍，甚至精神不振、昏睡、嗜睡、癫痫发作等。放射治疗最适用于白血病性脑膜炎及多发性脑转移瘤引起的颅内压增高症的急症治疗。同时配合使用激素及利尿剂，能够及时使患者症状得以缓解，并且恢复一定的生活自理能力。③脊髓压迫症：脊髓压迫症发展迅速，一旦截瘫很难恢复正常。原发性或转移性肿瘤是脊髓压迫症的常见原因，肺癌、乳腺癌、前列腺癌、多发性骨髓瘤和淋巴瘤最易转移至脊椎，导致脊髓压迫。约 95% 以上的脊椎转移瘤均在髓外，对不能接受手术的髓外肿瘤患者应尽快采取放射治疗，同时也应使用大剂量皮质类固醇，防止放疗导致的水肿发生。这种快速照射法通常可使多数患者疼痛明显减轻，症状迅速缓解。④骨转移剧痛：放射治疗对骨转移的止痛作用既快又好，同时也有延长患者生存时间的作用。

3. 放疗的作用：人体的所有细胞（包括癌细胞和正常细胞）都要生长和分裂，但是癌细胞的生长和分裂比正常细胞要快。放射疗法正是采用特殊设备产生的高剂量射线照射癌细胞，以杀死或破坏癌细胞，并抑制它们的生长、繁殖和扩散。

（1）放疗杀伤癌细胞的机制：包括直接和间接损伤两个方面。其中，直接损伤指主要由射线直接作用于有机分子而产生自由基引起 DNA 分子出现断裂、交叉。而间接损伤是指主要由射线对人体组织内水发生电离，产生自由基，这些自由基再和生物大分子发生作用，导致不可逆损伤。

（2）肿瘤吸收剂量：既然放疗就是通过射线与癌细胞间能量的传递，引起癌细胞结构和细胞活性的改变，甚至杀死癌细胞，因此人们关心肿瘤组织内能量吸收的多少，即肿瘤的吸收剂量，这与肿瘤治疗的疗效有关。

（3）肿瘤细胞的变化：放疗过程中，肿瘤细胞群（瘤体）内会发生一系列的复杂变化，有的癌细胞死亡了；有的仅仅是"挂了彩"，日后还会死灰复燃，卷土重来。下面介绍肿瘤细胞常见的变化。①放射损伤的修复：受到致死损伤的细胞将发生死亡，而射线引起的所谓亚致死损伤及潜在致死损伤的细胞，在给予足够时间、能量及营养的情况下，可以得到修复又"偷偷"活下来。②氧和再氧合作用：氧在辐射产生自由基的过程中扮演重要角色，细胞含氧状态对放疗杀伤作用有很大影响。放疗对乏氧细胞杀伤力较弱，对氧合细胞杀伤力明显增强。肿瘤组织常存在供血不足及乏氧细胞比率高的问题，部分癌细胞可"逃避"放射损伤，这是放疗后肿瘤再生长及复发的常见原因之一。放疗中，也有原来乏氧的细胞可能通过获得再氧合的机会，从而对放疗的敏感性增加。③细胞周期的再分布：癌细胞群的细胞常处于不同的细胞增殖周期中，对射线敏感也不一致。最敏感的是 M 期细胞，G2 期细胞对射线的敏感性接近 M 期，S 期细胞对射线敏感性最差。对于处于 G1 期的细胞，G1 早期对射线的敏感性差，但 G1 晚期则较敏感。对放疗的敏感细胞被清除将会引起癌细胞群中细胞周期的变动。④细胞再增生：放疗后细胞分裂将加快，肿瘤组织生长也会加快。考虑细胞有再增生作用，放疗需要延长疗程，增加总照射量，才能达到更满意的治疗效果。了解了上述癌细胞的"动向"，有利于改进放疗技术，以杀伤更多的癌细胞。

4. 放疗的缺点：放疗在肿瘤治疗中，虽然有很多的优点，但缺点也不少。放疗不能减轻化疗的毒性作用，化疗也不能减少放疗的损伤作用。如化疗抑制全身的骨髓，放疗也产生局部的骨髓抑制，患者常常因骨髓抑制导致的白细胞过低而无法继续治疗；在接受胸部肿瘤放疗后，化疗后的患者出现放射性肺炎或肺纤维变、放射性心包炎的情况明显增多，有时不得不减少放疗剂量，这样便增加了放疗的难度；化疗对肝、肾、胃肠道的毒副作用很大，放疗对这些部位的损伤也相当大，两者综合治疗时，放疗的剂量受到很大限制，对不敏感的肿瘤难以提高化疗剂量，治疗效果就差；化疗后对身体免疫力影响较大，使得放疗无法用较大的治疗量。所以，综合治疗时应尽量选择对所放疗脏器毒性小的化疗药物。

　　综上所述，我们清楚了放疗的适应证和优缺点。这种治疗手段最大的问题是放疗的毒副作用和局部损伤。所以，在放疗时，为了防止毒副作用，可使用提高免疫功能的抗癌中药，这样，能起到增敏减毒作用，提高疗效。

三、　化疗

　　化疗是利用化学药物阻止癌细胞的增殖、浸润、转移，最终杀灭癌细胞的一种治疗方式。

　　保罗·恩利希最先使用化学疗法这个名词，他是一所研究感染性疾病和血清研究所的所长。在利物浦，曾有人试着用一种合成的砷化合物来治疗寄生虫的感染，但当恩利希试图重复这种方法时，他发现疾病对这种药物产生了耐药性，他便要求化学家们试着合成许多不同种类的砷化合物。后来，另一位德国科学家弗里茨·绍丁在 1905 年发现了引起梅毒（一种经性传播的疾病）的微生物。恩利希就用他的化合物来试验对这种新微生物的治疗作用，他高兴地发现，606 号化合物对其有效果，他把这种化合物称为洒尔氟散，并戏称它为"神奇的子弹"，因为它对梅毒有特效。1911 年，这种化合物第一次被用于梅毒的临床治疗。

　　从那以后，科学家们一直在寻找能杀伤肿瘤细胞，又不对人体造成严重伤害的化学物质。通过科学家们的不懈努力，目前已发现许多种可用于肿瘤治疗的化学药物。例如，干扰素是人体对某些病毒发生反应后而自然产生的一种蛋白质，它能刺激人体自身的防御系统，杀伤一些癌症细胞，已经被成功地用于治疗某些类型的白血病并能延缓一些肿瘤的发展。

1. 临床应用化疗的方式：包括全身化疗、辅助化疗、新辅助化疗、特殊途径化疗四种。

（1）全身化疗：因晚期或播散性肿瘤的患者通常缺乏其他更有效的治疗方法，常常一开始就采用化学治疗，近期的目的是取得缓解。通常将这种化疗称为诱导化疗；如开始采用的化疗方案失败，改用其他方案化疗时，称为解救治疗。

（2）辅助化疗：是指局部治疗（手术或放疗）后，针对可能存在的微小转移病灶，为防止其复发转移而进行的化疗。例如，骨肉瘤、睾丸肿瘤和高危的乳腺癌患者术后辅助化疗可明显提高疗效，提高生存率。

（3）新辅助化疗：针对临床上相对较为局限性的肿瘤，但手术或放疗有一定难度的，可在手术或放疗前先使用化疗。其目的首先是希望通过化疗使肿瘤缩小，从而减少手术及放疗治疗的难度及其带来的损伤；其次，化疗可抑制或消灭可能存在的微小转移，提高患者的生存率。现已证明新辅助化疗可以减小膀胱癌、乳腺癌、喉癌、骨肉瘤及软组织肉瘤、非小细胞肺癌、食管癌及头颈部癌的手术范围，并能把不能手术切除的肿瘤变成可切除的肿瘤。

（4）特殊途径化疗：包括腔内治疗、椎管内化疗、动脉插管化疗等。

腔内治疗包括癌性胸腔内、腹腔内及心包腔内积液。通常将化疗药物（如丝裂霉素、顺铂、5－氟尿嘧啶、博来霉素）以适量的液体稀释后，经引流的导管注入各种病变的体腔内，从而达到控制恶性体腔积液的目的。

椎管内化疗多用于白血病及许多实体瘤，因这些类型的肿瘤可以侵犯中枢神经系统，尤其是脑膜。通常采用腰椎穿刺鞘内给药，椎管内化疗常用的药物有甲氨蝶呤及阿糖胞苷。

动脉插管化疗一般用于如下肿瘤，如颈外动脉分支插管治疗头颈部癌，肝动脉插管治疗原发性肝癌或肝转移癌。

2. 用药原则：欲取得好的疗效，必须确定合理的治疗方案，包括用药时机、药物的选择与配伍、给药的先后次序、剂量、疗程及间隔时间等，才能做到化疗的全面、合理、有效性。通常联合化疗方案要考虑以下原则：选择具有不同作用机制的药物；各种药物不应有相似的毒性；单一用药必须有效。

3. 失败原因：包括如下四个方面。

（1）病人方面：患者的一般情况太差，存在骨髓与其他重要器官（肝、肾、心、肺等）的功能不全，不能耐受化疗；患者不能很好地配合，急于求成，在尚未观察到药物的最佳效果时即要求停药。

（2）肿瘤方面：原发或继发性抗药；增殖比率较低，

处于静止期细胞多；肿瘤的负荷过大，瘤细胞数目在 1011 以上。

（3）药物方面：选择性不强，对肿瘤和正常组织细胞的损伤差别不大；对 GO 期细胞无效或效力太差；不能作用于"避难所"内的瘤细胞，如不能通过血脑屏障而进入颅内。

（4）医生方面：未按肿瘤治疗规范根据适应证进行治疗；选择方案和药物不当；对药物的显效时间及剂量了解不够；给药途径不当；对药物的不良反应处理不当等。

4. 常见的毒副作用：有如下几个方面。

（1）局部反应：一些刺激性较强的化疗药物静脉注射时可引起严重的局部反应。①静脉炎，表现为给药静脉部位疼痛、发红，有时可见静脉栓塞及沿静脉的皮肤色素沉着等。②局部组织坏死，刺激性强的药物漏入皮下时可导致局部组织的化学性炎症，局部红肿疼痛甚至组织坏死和溃疡，经久不愈。

（2）骨髓抑制：大多数化疗药物均有不同程度的骨髓抑制。骨髓抑制在早期可表现为白细胞尤其是粒细胞减少，严重时血小板、红细胞、血红蛋白均可降低，不同药物的骨髓抑制作用的强弱、快慢和长短不同，所以患者的反应程度也不同，患者可出现疲乏无力、抵抗力下降、易感染、发热、出血等症状。

（3）胃肠毒性：大多数化疗药物可引起胃肠道反应，表现为口干、食欲不振、恶心、呕吐，有时还可出现口腔黏膜炎或溃疡。便秘、麻痹性肠梗阻、腹泻、胃肠出血及腹痛也可见到。

（4）免疫抑制：化疗药物多是免疫抑制药，对机体的免疫功能有不同程度的抑制作用，而机体的免疫系统在消灭体内残存肿瘤细胞上起着很重要的作用，当免疫功能低下时，肿瘤不易被控制。

（5）肾毒性：部分化疗药物可引起肾损伤，主要表现为肾小管上皮细胞急性坏死、间质水肿、肾小管扩张，严重时出现肾功衰竭。患者可出现腰痛、血尿、水肿、尿检异常等。

（6）肝损伤：化疗药物引起的肝脏损伤可以是急性而短暂的，包括坏死、炎症。也可以是由于长期用药，引起的慢性损伤，如纤维化、脂肪变、肉芽肿形成、嗜酸粒细胞浸润等。临床可表现为肝功能检查异常、肝区疼痛、肝肿大、黄疸等。

（7）心脏毒性：临床可表现为心律失常、心力衰竭、心肌病综合征（病人表现为无力、活动性呼吸困难，发作性夜间呼吸困难，心力衰竭时可有脉搏快、呼吸快、肝大、心脏扩大、肺水肿、浮肿和胸水等），心电图出现异常。

（8）肺毒性：少数化疗药物可引起肺毒性，表现为肺间质性炎症和肺纤维化。临床可表现为发热、干咳、气急，发病急，伴有粒细胞增多。

（9）神经毒性：部分化疗药物可引起周围神经炎，表现为指（趾）麻木、腱反射消失、感觉异常，有时还可发生便秘或麻痹性肠梗阻。有些药物可产生中枢神经毒性，主要表现为感觉异常、肢体麻木、刺痛、步态失调、共济失调、嗜睡、精神异常等。

（10）脱发：有些化疗药物可引起不同程度的脱发，一般只脱头发，有时其他毛发也可受影响，这是化疗药物损伤毛囊的结果。脱发的程度通常与药物的种类、浓度和剂量有关。

（11）其他：如听力减退、皮疹、面部或皮肤潮红、指甲变形、骨质疏松、膀胱及尿路刺激征、不育症、闭经、性功能障碍、男性乳腺增大等。

四、 物理疗法

主要包括冷冻疗法和加热疗法。

1. 冷冻疗法：又称低温疗法，是肿瘤物理疗法之一。用能迅速产生超低温的机器，对病变部位降温，使病变组织变性、坏死或脱落，以达到治疗肿瘤的目的。冷冻治疗作为一种新兴的医疗技术在良、恶性肿瘤的治疗中得以迅速发展。

（1）原理：冷冻在一定条件下既可以保存组织，又可以破坏组织，冷冻治疗便是利用后一种作用。冷冻导致细胞死亡的主要原理在于①冷冻时细胞内外冰晶形成和冰晶的机械损伤，冷冻后冰晶的融化，特别是缓慢自然融化可使细胞内的小冰晶聚集成大冰晶，使细胞破坏；②冷冻时细胞外液逐渐浓缩，引起细胞内外渗透压差异，细胞内液外渗而致细胞脱水和皱缩；③细胞脱水、皱缩又可使电解质浓度升高，酶的活力亦受冷冻干扰，使细胞中毒和损伤；④冷冻时细胞 pH 值降低，偏酸性，加剧了蛋白质变性；⑤冷冻能引起膜脂蛋白变性，从而使细胞膜破裂。

综上所述，冷冻导致生物细胞死亡是多种因素的综合结果。液氮是目前冷冻治疗中应用最广的冷冻剂，它沸点低（-196℃），使用安全，来源广泛。此外还有氧化亚氮、固态二氧化碳、氟利昂、高压氧、液态氧、笑气等也可作为医用冷冻剂。临床上用于治疗肿瘤的冷冻机有液氮冷冻机、高压氧气"冷刀"、热电制冷仪等。

（2）方法：包括①接触冷冻，冷冻头置于肿瘤表面轻轻加压冷冻。②插入冷冻，将针形冷冻头插入肿瘤内，以达较深部位肿瘤的治疗。③漏斗灌入，如将液氮通过漏斗灌入癌腔。④直接喷洒，如将液氮直接喷在病变区，适用于表面积大而高低不平的弥散性浅表肿瘤。⑤棉拭子或棉球浸蘸法，如血管瘤、乳头状瘤；白斑、疣等，选用相应大小的消毒棉签，浸足液氮，即直立接触病灶，由于冷冻范围和深度易控制，愈合后疤痕轻薄。

冷冻时间多取决于冷冻的方法和肿瘤的大小，一般为30 秒～30 分钟，通常冷冻15 分钟可达到最大冷冻效应的80%～90%。

（3）适用范围：目前冷冻治疗在临床上主要用于皮肤、头颈、五官、直肠、宫颈、膀胱和前列腺等浅表或易于直接接触部位的肿瘤。近年来对肝、肺、肾、胰等内脏肿瘤的冷冻治疗也在积极探索中。冷冻治疗肿瘤的最显著特点是能在特定区域内快速达到极度低温，造成一个周界明确、范围可预测的冷冻坏死区。冷冻治疗的操作比较安全，简便而无疼痛，禁忌证少，无出血或很少出血；冷冻后组织反应较轻，修复快，疤痕愈合良好，疮面无须植皮，很少遗留功能障碍。即使靠近肿瘤区的大血管和神经被冷冻，解冻后大血管常可以复通而不破裂，一定条件下大多无永久性神经麻痹。此外，冷冻还可产生免疫作用，通过冷冻防止手术中癌细胞的扩散。冷冻治疗浅表肿瘤，不仅能消灭瘤体而且能最大限度地保持组织外形和器官功能。对于手术不能达到的部位，或放射、手术和药物治疗均告失败的恶性肿瘤，冷冻可作为首选疗法；对复发性癌，可作为综合治疗方法之一，冷冻能改善症状，减轻病人的痛苦。

冷冻治疗属局部治疗，有其一定的局限性。其对肿瘤的治疗仅是局部的，而不是区域性（包括淋巴系统在内）的消灭肿瘤。冷冻对某些恶性肿瘤的破坏能力也尚有疑问。另外，冷冻治疗仪也需要不断改进。尽管冷冻治疗技术还需进一步完善，但冷冻治疗作为一门具有许多独持性能的外科技术，在肿瘤治疗中有其广阔的发展前景。

2. 加热疗法：肿瘤热疗是泛指用加热来治疗肿瘤的一类治疗方法。基本原理是利用物理能量加热人体全身或局部，使肿瘤组织温度上升到有效治疗温度，并维持一定时间，利用正常组织和肿瘤细胞对温度耐受能力的差异，达到既能使肿瘤细胞凋亡、又不损伤正常组织的治疗目的。肿瘤热疗是治疗肿瘤的一种新的有效手段。热疗除可以单独治疗肿瘤，还可与化疗、放疗、中药治疗等相互结合产生有机的互补，增加患者对化疗、放疗、中药的敏感性。热疗能够有效地杀伤恶性肿瘤细胞，提高患者的生存质量，延长患者的生命，同时又能减轻放疗和化疗所产生的副作用，因而被国际医学界称之为"绿色疗法"。

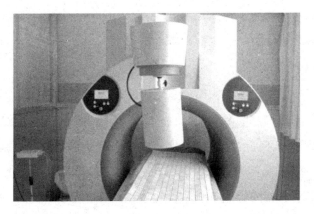

热疗仪

（1）原理：恶性肿瘤生长迅速，不规则，所以肿瘤内血管形态异常、杂乱、扭曲、易受压变形，甚至形成血栓和栓塞。另外，肿瘤内的血管多由单层细胞组成，脆弱易破，正是因为这些发育不全的畸形血管，受热后很难自我调节，静脉不能加快回流，导致肿瘤局部血液淤滞，肿瘤组织散热困难，温度明显升高。而正常组织在升温时，血管扩张，回流加速，能较快散热。所以，肿瘤组织温度较邻近正常组织高 8 ~ 10℃，即正常组织温度升高到 40℃，瘤体的温度可达 48 ~ 50℃。故温度在一定程度内升高对正常组织影响不大，可是却能使肿瘤细胞致死。一般来说，肿瘤越大热疗效果越好。在作热疗同时，可配用鹤蟾片、宫颈癌片、宫颈癌栓、复方天仙胶囊、白花蛇舌草注射液等抗癌药物，以提高治疗效果。

（2）方法：包括①微波加热法，使用微波辐射器对治疗部位进行辐射微波加热，主要用于浅表肿瘤的治疗。②射频加热法，被加热部位放置对称电极，通过电极间的射频 40.68MHz 电负荷产生进行加热，主要用于大的浅表肿瘤和深部肿瘤。

以上两种热疗的原理是利用物理方法将组织加热到能杀灭肿瘤细胞的温度（42.5 ~ 43.5℃）持续 60 ~ 120 分钟，达到既破坏肿瘤细胞又不损伤正常组织（正常组织细胞的安全温度上界为 45 ± 1℃）的一种方法。热疗不但对肿瘤细胞有直接的细胞毒效应，还可以增强化疗、放疗、中药的疗效，提高机体的免疫力，抑制肿瘤的转移。

由于肿瘤组织中血管扭曲呈螺旋状，血管无平滑肌而不能收缩与扩张、血流阻力大、血管感受器不健全，对温度敏感性差，在高温作用下散热困难，热量易聚焦，升温快，形成巨大的储热库，可与正常组织有 5 ~ 10℃ 的温差；而正常细胞可以长时间耐受 42.5 ~ 43.5℃ 高热，从而杀死肿瘤细胞而正常细胞不受影响，且不会引起诸如骨髓抑制、脱发等不良反应。这是热疗有别于化疗、放疗的独特之处。而且热疗仅为纯"萃"的物理热能，不会对人与环境产生不良影响。

另外还有几种方法①超声加热法，1910 年，德国研究者发现超声可使皮下组织温度升高，由此认识到皮下组织的加温可通过应用超声技术来实现。而后据此原理发展了超声加热技术，并很快应用于临床。高能超声聚焦肿瘤治疗系统，俗称"海扶刀、超声刀"，是利用超声波穿透深度大，指向性强、聚焦性能好的优点，将多数低能量的超声波聚焦起来，经水介质耦合作用，深入人体肿瘤的内部，瞬间使靶区组织升温到 70～100℃，产生高温效应、机械效应和空化效应，使靶区组织产生以凝固性坏死为主的质变，失去增殖、浸润和转移的能力，而对靶区以外的正常组织影响甚少。②单独热疗，对于放疗、化疗或手术后复发的晚期肿瘤病人，又不宜继续上述治疗者可以单独热疗进行姑息治疗；并可缓解晚期肿瘤顽固性疼痛，提高患者的生活质量；对某些表浅肿瘤如乳腺癌、皮肤癌等也可以直接热疗。③联合热疗，热疗与化疗联用，即热化疗，可以提高肿瘤内化疗药物的浓度，增强其抗肿瘤效应；同时可以降低化疗药物对未加热的正常组织的毒性作用；两者联用还有助于防止和推迟肿瘤耐药性的产生。另外，位于肿瘤中心部分的肿瘤细胞处于缺氧状态，对放射线不敏感，放疗后不能完全被杀灭，往往成为肿瘤复发的根源，而热疗对于这部分肿瘤细胞作用却特别强。因此，热疗可以弥补放疗的不足，联用可以提高疗效。热疗与中药联用，可以增加中药的疗效。

（3）适用范围：包括呼吸系统的肿瘤，如胸膜间皮瘤，肺癌。消化系统的肿瘤，如胰腺癌、胆囊癌、大肠癌、胃癌、肝癌、食管癌。生殖系统的肿瘤，如卵巢癌、子宫颈癌、睾丸癌。泌尿系统的肿瘤，如膀胱癌、肾癌。内分泌系统的肿瘤，如甲状腺癌、乳腺癌、前列腺癌。血液系统的肿瘤，如恶性淋巴瘤、淋巴结转移癌。以及软骨肉瘤、纤维肉瘤、平滑肌肉瘤、横纹肌肉瘤、恶性黑色素瘤、体表肿瘤、腹膜转移癌。还可用于治疗晚期肿瘤顽固性疼痛，以及癌性胸水、腹水，预防肿瘤复发、转移等方面。此外，其他疾病方面，如对前列腺肥大，前列腺炎、风湿病关节炎也有显著疗效。

五、 中医药治疗

如上所述，放化疗是手术治疗后预防肿瘤复发转移的重要措施。但它在杀伤肿瘤细胞的同时，也会损伤正常的组织细胞，对机体的正常机能造成损害。放化疗的毒性反应主要包括骨髓抑制、消化道反应、免疫抑制、黏膜损害等。此外，随着放化疗疗程的增加，肿瘤细胞对放化疗的敏感性也会逐渐减弱。

我曾到过二十多个国家考察和讲学，他们对 Ⅲ 期的患者基本上没有什么好办法。在中国，有一部分医生也自动放弃；还有的医生正好相反，过度治疗，让患者与肿瘤同归于尽。有些因化疗剂量没有掌握好，引起患者心、肝、肾的损害，导致患者最终死于放化疗的毒副作用。

临床实践证明，中西医结合治疗肿瘤是提高患者的生存期和生活质量的有效途径。我认为在开始制订全程治疗肿瘤方案时，就应将中医药考虑进去。我曾进行过一次几千人的调查，生存期超过 5 年的患者，多数是没有接受大剂量放化疗，而是采用小化疗＋大中药这种治疗方案的。我刚到美国的时候，用中药对 50 例晚期癌症患者进行治疗，通过临床观察，有半数以上的患者肿瘤稳定或缩小。中医药创造的奇迹，令他们震惊。随后，他们便带专家组到中国来考察合作。2000 年，我提出了抗癌冲击疗法，即通过口服、肌注、静滴、介入、雾化吸入、栓塞、外敷等多途径大剂量给药，使血液中的药物浓度迅速增高，杀伤癌细胞。

冲击疗法的机理包括抑制肿瘤新生血管，使肿瘤坏死缩小；提高机体免疫功能、吞噬癌细胞；使肿瘤组织钙化液化；促使癌周组织纤维化，阻断转移等。

（1）抑制肿瘤新生血管生长，使肿瘤坏死缩小。运用冲击疗法后，肿瘤组织周边血管迅速收缩，肿瘤组织缺血，肿瘤部位的微循环遭到破坏，导致肿瘤细胞发生继发性坏死而缩小。

（2）提高机体免疫能力，吞噬肿瘤细胞。冲击疗法的药物中，含有多种提高机体细胞免疫和体液免疫的活性物质，大剂量给药后，能够增强机体免疫吞噬功能并刺激抗体生成，使肿瘤细胞不断被溶解和吞噬。

（3）杀伤肿瘤细胞，使肿瘤组织钙化、液化。冲击疗法可明显增加肿瘤患者自然杀伤细胞的活性，增强细胞介导的细胞毒作用，同时还可诱生较多肿瘤坏死因子，使肿瘤细胞出现自溶，导致肿瘤组织最终钙化或液化。

（4）促使肿瘤细胞周围组织纤维化，阻断转移。肿瘤组织受到高浓度抗癌药物的攻击，使肿瘤外周细胞发生坏死，经过一系列攻击反应将坏死组织分解、吸收，造成肿瘤病灶周围出现组织纤维化，阻断肿瘤细胞向周边浸润及转移。

（5）逆转肿瘤细胞的多药耐药性。冲击疗法的药物中，含有较多人参皂苷 Rb1 有效成分，能有效抑制多药耐药性主要机制 P－gp 的功能，冲击治疗能通过增加细胞内药物浓度达到逆转多药耐药性，有效杀伤肿瘤细胞。

（6）加快肿瘤细胞分化与凋亡。在冲击疗法的药物中，所含人参皂苷、猪苓多糖、胆甾醇、榄香烯（莪术的成分）、熊果酸（白花蛇舌草的成分）等多种有效成分，均是目前医药界公认的肿瘤细胞分化诱导剂或促进凋亡的有效成分。

（7）缓解恶病质。在冲击疗法的药物中，含有的猪苓多糖等有效成分，可有效抑制与发生恶病质紧密相关的毒激素－L。

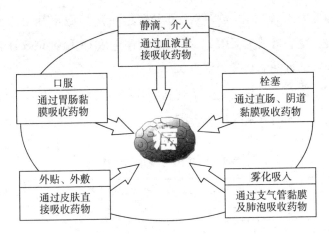

静滴、介入

通过血液直接吸收药物

口服

通过胃肠黏膜吸收药物

栓塞

通过直肠、阴道黏膜吸收药物

外贴、外敷

通过皮肤直接吸收药物

雾化吸入

通过支气管黏膜及肺泡吸收药物

癌

冲击疗法示意图

冲击疗法挽救了很多患者的生命。有一位患者在北京某医院被确诊为脑肿瘤，瘤体大小6.5cm×7.5cm，几家大医院都认为生存期只有两个月。就诊时，患者站立不稳，语言障碍，口眼歪斜，经过一年的中西医结合冲击疗法治疗，肿瘤缩小了3/4，如今患者已经生存15年了。

我们对北京振国中西医结合肿瘤医院的临床治疗情况做过如下研究。

研究一：2008年5月~2012年5月医院收治的中晚期肿瘤住院患者，共计2463人次。其中，Ⅱ期10例、Ⅲ期510例、Ⅳ期1943例，复诊640人，复诊率26%。患者年龄最大的82岁，最小的6岁，平均年龄58.2岁。采用以中医中药为主的中西医综合治疗，肿瘤疗效评估参考西医标准，并且稳定3个月以上者，统计结果显示，总有效率为67.7%，对个别肿瘤的有效率可达82.3%，肝癌有效率最低为32%（完全缓解＋部分缓解＋疾病稳定判定为有效，疾病进展为无效）。生活质量评定以 QOL 和 KPS 评判为准，近期症状改善率为92%。

研究二：采用振国系列药治疗的门诊患者，共计3053例，具体治疗情况见表2－1。

表2－1　门诊患者的治疗情况

病种	总数	完全缓解	部分缓解	疾病稳定	症状改善	疾病进展
	（例）	［例（％）］	［例（％）］	［例（％）］	［例（％）］	［例（％）］
肺癌	736	46（6.2）	61（8.3）	233（31.7）	261（35.5）	135（18.3）
乳腺癌	306	47（15.4）	38（8.3）	139（45.4）	61（19.9）	21（6.9）
胃癌	265	18（6.8）	32（8.3）	88（33.2）	77（29.0）	50（18.9）
食道癌	261	15（5.8）	39（8.3）	87（33.3）	80（30.7）	40（15.3）
肝癌	259	9（3.5）	18（8.3）	64（24.7）	103（39.8）	65（25.1）
宫颈癌	173	14（8.1）	14（8.3）	82（47.4）	37（21.4）	26（15.0）
卵巢癌	155	20（12.9）	25（8.3）	48（31.0）	35（22.6）	27（17.4）
直肠癌	140	21（15）	8（8.3）	45（32.1）	45（32.1）	21（15.0）
结肠癌	138	19（13.7）	9（8.3）	42（30.4）	42（30.4）	26（18.8）
肉瘤	67	3（4.5）	4（8.3）	21（31.3）	24（35.8）	15（22.4）
口腔癌	12	3（25）	4（8.3）	4（33.3）	1（8.4）	0
淋巴瘤	73	4（4.5）	8（8.3）	33（45.2）	16（21.9）	12（16.4）
脑肿瘤	48	3（5.5）	5（8.3）	11（22.9）	16（33.3）	13（27.1）
其他肿瘤	420	31（7.4）	26（8.3）	122（29.0）	163（38.8）	78（18.6）
总数	3053	253（8.3）	291（8.3）	1020（33.3）	961（31.4）	529（17.4）

据表2－1可知，门诊患者总有效率为51.2%，个别肿

瘤可达63.2%。由此可见，对于中晚期肿瘤患者的治疗而言，中西医结合治疗肿瘤的疗效是非常显著的，控制了肿瘤发展，提高了患者的生活质量，延长了生存时间。

以上临床资料提示，中医药治疗在肿瘤的综合治疗中有独特的地位和优势。我们的临床经验提示，术前应用中医药能够降低肿瘤细胞的活性、缩小病灶提高手术成功率，并减少术后并发症；术后应用有促进康复作用；术后或放化疗后长期应用可减少复发转移的概率；在放化疗过程中应用有增敏、增效、减毒作用；对不适宜手术和放化疗的或晚期患者，可以在一定程度上控制肿瘤发展。我们认为，中医药能改善机体内环境，提高免疫功能和免疫修复，提高抗癌能力；对高危人群癌前病变用药可以预防和减少肿瘤的发生。

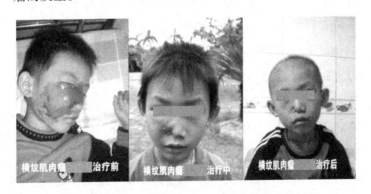

横纹肌肉瘤患者接受中西医结合冲击疗法的变化过程

1. 中医药在肿瘤综合治疗中的作用：主要在于如下四个方面。

（1）扶正作用：手术给机体带来重大创伤，使正气虚弱，免疫功能受损，给残存的肿瘤细胞带来可乘之机，导致部分患者术后病情迅速恶化。此时若给予扶正培本之中药，能提高机体免疫力，明显降低术后复发率，防治并发症。

（2）放化疗期间的增敏、增效、减毒作用：减轻放射性损伤及化疗所致的消化道反应；调节机体免疫功能，保护骨髓造血功能；增强抗癌抗炎作用，提高患者生活质量。

在我临床实践中，很多肿瘤患者在放化疗期间配合中药治疗，效果显著。请看下面这个案例。

2000年11月，黑龙江省一名五岁的小女孩确诊为非霍奇金氏淋巴瘤，原发部位在右侧鼻腔里。经过两周的化疗，孩子的头发全部掉光了。化疗药物的毒副作用使孩子的肝、肾功能都受到损伤，并且严重的骨髓抑制使得白细胞迅速下降，只好打升白针维持治疗。在孩子无法坚持继续化疗的情况下，于2001年3月，开始服用中药，孩子最终顺利地通过了放疗和四个周期的化疗。同时，在治疗期间，孩子的血象一直保持在正常范围内，肝、肾功能也完全恢复了正常。此后，坚持每年用中药巩固治疗，孩子得以健康成长。

（3）手术、放化疗后长期预防作用：手术、放化疗后西医主要应用一些生物免疫调节剂作为预防治疗手段，而在生物调节治疗中，中医药以其显著地免疫调节作用而被广泛认可。

内蒙古磴口县教师王女士，2004年在一次体检中被查出乳腺癌，接受了右乳切除改良手术。2006年，她的病情恶化，转移到了肺部。这时她开始服用系列抗癌中药，用药两年后到医院复查，结果提示肿瘤全部消失。她高兴之余拒绝了医生让她中医药巩固治疗的建议，完全停药。2010年，她的肿瘤又复发了，而且来势凶猛，她又住院接受冲击疗法、介入等方法治疗了两个月，治疗结束后检查结果提示肿瘤被控制住了。从那以后，王女士坚持每年到医院进行中医药治疗一个月，最终她的身体得以康复，并回到自己教师的岗位上愉快地工作。

（4）改善生活质量，延长生存期：绝大多数中晚期肿瘤患者需要采用综合治疗。我们的临床实践提示，配合中医药治疗较单纯西医支持对症治疗有显著优越性，特别是中晚期和不宜手术、放化疗的肿瘤患者，能明显地改善患者生活质量，减轻痛苦，延长生存期。

1998年，兰州市右中叶中央型肺癌患者李某，右肺门纵隔淋巴结转移，他决定放弃手术治疗。这时，我正在兰州进行会诊，他找到了我。根据他的身体情况和病情，我为他制订了冲击疗法的方案。经过一年的治疗，原来3cm×4cm的肿块完全消失。近二十年来，他每月坚持服用一周的抗癌中药，以防止肿瘤的复发转移，现在的他和常人一样过着幸福生活。

2. 中医药治疗肿瘤的理论依据：包括如下四个方面。

（1）整体观：中医认为，人体是一个有机的整体。人类生活于自然界，自然界的各种变化，不论是寒温季节的变更，时间的变化，地理环境的变迁，对人体均有一定的影响。特别是自然环境的异常变化可影响人体的内环境，这对肿瘤的发生与发展均有重大的关系。同时，中医学认为，人体是一个整体，虽然恶性肿瘤病人，局部存在明显的癌灶，但是局部的癌灶可以侵犯器官组织，影响全身。而机体的全身情况又往往会影响癌灶的发展，可以说肿瘤病变的过程中局部的病变与全身息息相关，相互影响，因此对肿瘤的治疗，不能单纯着眼于局部癌灶的处理，还应很好地考虑整体调治。研究也证实，当全身肿瘤细胞数目为1010时，癌肿仅重10g，目前的仪器设备不易发现，因此，整体的调治显得尤为重要。

（2）辨证论治：中医学对肿瘤的辨证论治积累了丰富的经验，迄今仍有效地指导临床应用。在肿瘤的辨证方面，以肿瘤的舌诊的研究最为突出。中国中西医结合学会肿瘤专业委员会诊断协作组组织全国29个单位，制定统一观察指标，对16865例肿瘤患者舌象进行临床观察发现，肿瘤患者中青紫舌占57.35%，明显高于非肿瘤组和健康人组。同时，研究还提示，青紫舌多见于食管癌、肺癌、肝癌等；中晚期癌症及转移癌患者中紫舌占78%。这些研究结果为中医舌诊应用于肿瘤患者的辅助诊断及推测其预后奠定了基础。在治疗方面，中医非常重视治病求本的思想，有"坚者削之""结者散之""留者攻之""损者益之"四大基本原则。

（3）养正除积：肿瘤的形成是机体内部邪正斗争相互

消长的过程，大多由于机体的正气亏损，然后外邪乘虚侵入，致机体出现气滞、血瘀、痰凝等一系列病理结果。人之正气具有维持机体正常生理功能的作用，同时具有抵御外来邪气之能力。也就是说，在人体内环境的稳定性及机体内外的相对平衡遭到破坏后，机体免疫功能低下，机体内分泌功能失调，精神状态不佳或本身遗传基因存在缺陷时，外界的物理、化学、生物等各种致癌因子在人体内起作用，使正常细胞发生突变，导致肿瘤的形成。因此，中医治癌应着眼于"养正除积"，增强免疫功能，调节内分泌功能，平衡阴阳，激发人体自身正气来达到治疗目的。

（4）防微杜渐：肿瘤的早发现、早诊断、早治疗尤为重要。在预防中要特别重视癌前病变，如骨髓增生异常综合征，萎缩性胃炎，肠上皮化生，食管上皮重度增生，乙型肝炎，乳腺增生等。这些癌前病变若不及时治疗，就有可能由癌前病变发展为癌。因此，防治癌前病变，有助于降低肿瘤的发病率。中医在这方面有着独特的优势。

3. 中医药治疗肿瘤的适应证：主要在以下几个方面。

（1）各种晚期恶性肿瘤病人，年迈，心肺功能不佳，不适合手术及放疗、化疗者，均可使用中医药治疗。

（2）对于手术、放疗、化疗疗效较差的恶性肿瘤患者，即使不属晚期亦可采用中医药治疗。

（3）恶性肿瘤患者手术后，肿块虽已切除，但仍有残癌及区域淋巴结转移，或血管中仍有癌栓，可用中医药治疗。

（4）与放化疗结合，增敏、提效、减毒。

（5）恶性肿瘤放射治疗或其他局部治疗后，仍有癌灶者可用中医药治疗。

（6）可用中医药治疗恶性肿瘤术后及放、化疗后的复发与转移及作为预防措施。

4. 中医药治疗肿瘤治则："祛邪而不伤正，养正而不助邪"是中医辨证施治的主要原则。患者接受放、化疗时常出现各种不同程度的毒副反应，我个人认为主要是由于肿瘤患者在接受放、化疗后导致机体热毒过盛，津液受损、气血不和、脾胃失调。中医药具有活血化瘀、软坚散结、清热解毒、化瘀通络、以毒攻毒等功能。同时，现代医学研究抗肿瘤中药机理有多种，包括抑制细胞增殖，促进癌细胞分化、凋亡，调控细胞周期，抑制血管新生，调节血液高凝状态和补充微量元素等。

（1）活血化瘀治则：是针对瘀血病机的。中医对肿瘤的形成有气滞血瘀、久瘀成块之说，现代医学也认为血液高凝状态与肿瘤的发生关系密切。血液流变学和微循环的研究也证实活血化瘀药可改变血液高凝状态，抑制微血栓形成，可预防肿瘤的转移。一些以活血化瘀为治则的抗癌中成药也相继问世。

（2）软坚散结治则：主要针对肿物聚结成块、坚硬如石的临床现象，中医对"瘿瘤""癥瘕积聚"、无名肿毒等有"坚者消之""结者散之"的说法。

（3）清热解毒治则：应用较广。适宜于毒邪内蕴，或情志不畅，久郁化火以及放化疗引起热毒伤阴，感染引起的内热瘀结等。实验研究提示，这类药对多种肿瘤具有明显的直接或间接抑制作用。

（4）以毒攻毒治则：是以中药的毒性攻除癌毒的方法。临床应用时有一定风险，在注重毒性可控及解毒方法的同时谨慎把握用药剂量。现代研究认为，以毒攻毒的中药主要靠细胞毒发挥抗肿瘤作用。

综上所述，我认为中西医结合治疗肿瘤并不是单纯的中医治疗加西医治疗，也不是一种治疗接另一种治疗的使用。而是在全面分析患者的机体情况、肿瘤的病理特点、中西医疗法各自的优势及不足之后，中西医之间有计划、有步骤、有针对性地密切配合，有机结合地协同治疗。这一点不仅需患者要了解，肿瘤医师更应认识和把握。

为使中西医结合治疗肿瘤的优势得以充分发挥，达到理想疗效，应注意做好以下几个方面。

（1）辨证与辨病相结合：肿瘤治疗除根据患者的病理诊断，分类及分期（TNM 分期）应用不同的治疗方法如手术、放疗或化疗外，还应按中医理论分析患者各阶段的病情变化，辨证分型施治。相同的疾病和病理诊断，由于个体差异和病症阶段不同所表现出来的"证"型也不同（如肺的鳞癌，有的属气阴两虚证型，有的则属痰湿内结证型），所以治疗的原则也不同（益气养阴法或化痰祛湿法）这叫"同病异治"；而对于各种不同病种的肿瘤患者，如果在疾病的某一阶段，出现了相同的"证"型，如"脾气虚"证，中医药就可以用相同法则来治疗（健脾益气法），这叫"异病同治"，这样可以使患者从中西医结合观点上得到整体治疗。

（2）扶正与祛邪治疗相结合：手术、放疗及化疗都是抗癌祛邪的有效手段和方法，但这些治疗的目标完全是着眼于消灭肿瘤病灶和癌细胞，而且对机体的抗癌能力和脏腑功能都有影响，常给患者带来明显的毒副反应、并发症和后遗症。因而，在肿瘤的中医治疗中应当强调保护和调动机体的抗癌能力，给予扶正治疗，在这方面中医药、气功、针灸等具有独特的治疗效果，不但可以减少放、化疗的毒副反应，防治并发症和后遗症，而且还能增强患者自身的抗癌免疫功能，提高生存质量和生存率。

（3）小放疗、小化疗与大中药相结合：在治疗时，应根据每个人的病情的不同，采用小放疗、小化疗、大中药等综合疗法，争取在无痛苦、无伤害的前提下进行有效治疗。中西医结合治疗肿瘤具有增敏增效的作用。比如：抗癌中药与化疗配伍用于治疗食道癌，能使有效率提高17%；与放疗配伍用于治疗食道癌，使有效率提高21%。

（4）整体施治与局部治疗相结合：某些肿瘤如皮肤癌、鼻咽癌、宫颈癌、膀胱癌等局部控制和治疗是必要的，但还应配合全身整体治疗以调节患者的内环境失衡状态。晚期肿瘤患者或已无法接受局部治疗的患者应以全身整体治疗为主，但有时局部病变的发展给全身带来了严重威胁时，则局部病变仍是主要矛盾。如晚期肿瘤压迫和疼痛剧烈时，局部的姑息性放射治疗有时也能给患者带来症状的改善。

用中西医结合观点来说，手术、放疗及化疗等凡针对癌灶组织的治疗都可以认为是局部治疗，同时，全身应该用中药对整体加以调整，做到局部与整体相结合。

（5）综合治疗与调摄护理相结合：肿瘤患者单纯靠治疗是不够的，在医疗、生活、饮食方面的护理调摄；术后、放疗和化疗时的护理和饮食；巩固阶段的生活和锻炼对提高患者远期生存率，改善患者的生存状态与生存质量至关重要，这方面还应包括康复治疗。

（6）近期方案与长远规划相结合：我在医疗实践中感到，综合治疗应是有计划、有步骤、循序渐进地治疗，要根据不同阶段的病情特点，采用不同的方法，解决这一时期的主要矛盾。不但要追求近期疗效，而且还要考虑疗效的巩固、复发和转移的预防，以及长期的康复和治疗，所以说肿瘤的治疗是一个相当长的过程，甚至是终生的。根据患者病情，由专业医师或多学科专家共同制订一个长期的治疗和康复计划，并按步骤实施，这在肿瘤治疗的全过程中是至关重要的。

六、 介入治疗

介入治疗，是介于外科、内科治疗之间的一种新兴治疗方法，包括血管内介入和非血管介入治疗。经过30多年的发展，现在已和外科、内科一同称为三大支柱性学科。简单地讲，介入治疗就是在不开刀暴露病灶的情况下，在血管、皮肤上做直径几毫米的微小通道，或经人体原有的管道，在影像设备（血管造影机、透视机、CT 机、MRI 机、B 超机）的引导下对病灶局部进行治疗的治疗方法。这种方法对患者的创伤最小，其治疗的关键在于通过介入治疗时使用什么药物、多大剂量，才能达到既能破坏肿瘤新生血管生长，同时又不会严重损伤正常组织的目的。

1. 适用范围：包括以下四个方面。

（1）各种实体肿瘤的术前、术后的常规及姑息性化疗，如肝、肺、食道、胰腺、胃、结肠、直肠、膀胱、盆腔等部位肿瘤的动脉药物灌注治疗。其中，以肝肿瘤效果最好。

（2）支架介入技术主要适用于晚期食管肿瘤的食管介入和解决梗阻性黄疸的胆道介入。

（3）肝、肺、盆腔等部位的肿瘤均可通过导管将栓塞剂注入供血动脉，阻断其血运，达到"饿死肿瘤"的目的。

（4）不能采用外科手术切除肿瘤的患者；行介入治疗后，肿瘤体积缩小可望达到二期临床手术切除；肿瘤切除后的患者，进行辅助性灌注化疗，减少肿瘤复发机会。

2. 治疗优势：介入治疗的特点是创伤小、简便、安全、有效、并发症少以及明显缩短住院时间。

（1）对于需内科治疗的疾病，介入治疗相对内科治疗优点在于，药物可直接作用于病变部位，不仅可大大提高病变部位药物浓度，还可减少药物用量，进而减少药物副作用。

（2）对于需外科治疗的疾病，介入治疗相对外科治疗优点在于，它无须开刀暴露病灶，一般只需几毫米的皮肤切口，就可完成治疗，对机体损伤小，能保证外表美观。大部分患者只要局部麻醉而非全身麻醉，从而降低了麻醉的危险性。并且对机体的损伤小，使得恢复快，临床效果满意，对身体正常器官的影响小。对于目前治疗难度大的恶性肿瘤，介入治疗能够尽量把药物局限在病变的部位，而减少其对身体其他器官的副作用。部分肿瘤在介入治疗后相当于外科切除。介入手术成功率高，死亡率低。根据相关统计，目前介入治疗的成功率可以达到90％，而死亡率几乎为零。

正是由于以上诸多优点，许多介入治疗方法已经成为某些疾病（例如：肝癌、肺癌、腰椎间盘突出症、动脉瘤、血管畸形、子宫肌瘤等）最主要的治疗方法之一，甚至取代或淘汰了原来的外科手术。

3. 常用技术：按器械进入病灶的路径分为，血管内介入和非血管内介入。

（1）血管内介入是指使用1~2mm粗的穿刺针，通过穿刺人体表浅动静脉，进入人体血管系统，医生凭借已掌握的血管解剖知识，在血管造影机的引导下，将导管送到病灶所在的位置，通过给导管注射造影剂，显示病灶血管情况，在血管内对病灶进行治疗的方法。包括动脉栓塞术、血管成形术等。常用的体表穿刺点有股动、静脉，桡动脉，锁骨下动、静脉，颈动、静脉等。

血管性疾病方面的应用，包括经皮腔内血管成形、血管支架、溶栓治疗、非血栓性缺血、控制出血（急慢性创伤、产后、炎症、静脉曲张等）、血管畸形以及动静脉瘘与血管瘤栓塞治疗、下腔静脉过滤器、经颈静脉肝内门体支架分流术（TIPSS）、血管再建、各种血管造影诊断、静脉取血诊断等。

肿瘤性疾病方面的应用，包括肿瘤的供血栓塞与药物灌注，动脉内照射，放射性损伤的预防，化疗、术前栓塞肿瘤血管、血管作用性药物及酒精等灌注。

（2）非血管介入就是没有进入人体血管系统，在影像设备的监测下，直接经皮肤穿刺至病灶，或经人体现有的通道进入病灶，对病灶治疗的方法。包括经皮穿刺肿瘤活检术、瘤内注药术、椎间盘穿刺减压术、椎间盘穿刺消融术、各种经皮活检术、各种非血管性腔道的成形术（包括泌尿道、消化道、呼吸道、胆道等狭窄的扩张和支架）、实体瘤局部灭瘤术（经皮穿刺瘤内注药术、射频消融术）、引流术、造瘘术（胃、膀胱等）、瘘栓塞术、输卵管粘堵和再通术、椎体成形术、神经丛阻滞术治疗慢性疼痛等。

此外，还有使用穿刺针直接经过体表穿刺至病灶供血动脉的治疗方法，也被我们归类为非血管介入。

4. 治疗方法：主要有支架技术和栓塞治疗。

（1）支架技术：有食管支架及胆道支架。其中，食管

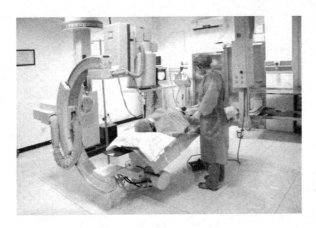

介入治疗

支架主要用于晚期食管癌患者难以进食时，可经口咽将食管支架置入病变处，以改善患者进食状况，同时支架对肿瘤有一定压迫作用，造成肿瘤缺血，延缓肿瘤生长。而胆道支架适合于因肝门、胰腺等部位肿瘤压迫胆管引起的阻塞性黄疸，采取经皮肝穿，将胆道支架置于狭窄段，使胆汁直接进入十二指肠，是目前解决梗阻性黄疸的首选方法。

（2）栓塞治疗：包括肿瘤的栓塞及出血的栓塞。其中，肿瘤的栓塞用于肝、肺、盆腔等部位的肿瘤，可通过导管将栓塞剂注入供血动脉，阻断其血运，达到"饿死肿瘤"的目的。出血的栓塞用于晚期肿瘤引发的大出血，如不及时控制，常引起其他并发症，导致死亡。如肺癌、膀胱癌、胃底食管静脉曲张破裂等，该类患者应行急诊介入治疗，栓塞其供血血管，以控制出血，如支气管动脉、髂内动脉、胃冠状静脉等。

七、 靶向治疗

靶向治疗，是在细胞分子水平上，针对已经明确的致癌位点，来设计相应的治疗药物，药物进入体内会特定地选择致癌位点来结合而发生相互作用，使肿瘤细胞特异性死亡，而不会波及肿瘤周围的正常组织细胞，所以分子靶向治疗又被称为"生物导弹"。

分子靶向治疗其内涵丰富。简而言之，就是依据已知肿瘤发生中涉及的异常分子和基因，设计和研制针对特定分子和基因靶点的药物，选择性杀伤肿瘤细胞。这是肿瘤治疗从宏观到微观的一次飞跃。其优越性是具有高度的选择性，能够减少对正常组织的损伤，不良反应也远远小于传统的化学治疗和放射治疗，可以说是"高效低毒"。

靶向治疗是指以标准化的生物标记物来识别是否存在某种疾病特定的控制肿瘤生长的基因或基因谱，以此确定针对特异性靶点的治疗方法。

1. 分类：目前研制出的分子靶向药物主要有两大类。

（1）大分子物质：主要是一些单克隆抗体，如美罗华（利妥昔单抗）、赫赛汀（曲妥珠单抗）、爱必妥（西妥昔单抗）和安维汀（贝伐单抗）等，这些药物大多通过静脉给药。单克隆抗体类药物的优势为靶向性强、半衰期长等。

（2）小分子抑制物：如易瑞沙（吉非替尼）、特罗凯（厄洛替尼）、多吉美（索拉非尼）、格列卫（伊马替尼）、索坦（舒尼替尼）等。与单克隆抗体等大分子药物相比，小分子抑制物的优点在于分子量小、可口服给药、易于化学合成；缺点为半衰期较短，因此要每天服用。

2. 临床应用：现在应用较为广泛的分子靶向药物主要有抗表皮生长因子受体（EGFR）为靶点和抗肿瘤血管生成为靶点的相关药物，在多种肿瘤的治疗中均显示出较高的疗效，突出表现在治疗肺癌、乳腺癌和结直肠癌这三大高发肿瘤领域。

（1）单独应用：一般来说，靶向药物单独治疗时的疗效有限，但在有些肿瘤的治疗上有新突破，如格列卫用于治疗胃肠道间皮瘤、多吉美用于治疗肾细胞癌等。

（2）与化、放疗联合应用：当靶向药物与化、放疗联合使用时能够提高肿瘤治疗的客观疗效，延长患者的生存期。患者往往经过多次化疗后，肿瘤控制不佳，联合靶向药物后能解决部分耐药问题，提高疗效。即使在初始化疗中，化疗与靶向药物联合也体现出优势。

（3）转移性肿瘤的应用：目前分子靶向药物主要用于转移性肿瘤的治疗。当最初的化疗方案失效以后，分子靶向治疗往往是一个较好的选择。从小分子抑制物治疗化疗失败后的非小细胞肺癌的多项研究表明，小分子抑制物二线治疗非小细胞肺癌的疗效与化疗相当。经历初始 $4 \sim 6$ 次化疗后，患者往往体质大不如前，使用小分子抑制物耐受性较好，而且只需口服，服用方便，提高了患者的生活质量。

3. 分子靶向药物的缺点：①不良反应，分子靶向药物其本质也是药物，因此也存在不良反应，只不过总体来说比传统的化疗药物要轻。②影响免疫功能，有些靶向药物对于机体免疫功能有一定影响，如美罗华（利妥昔单抗）治疗 B 细胞淋巴瘤时出现过较为严重的低蛋白血症和肺部感染，可能与同时杀灭了正常的免疫细胞有关。另有报道格列卫（伊马替尼）也有较明显的免疫抑制作用，在用药过程中需要注意监测。③耐药性，分子靶向药物也会出现耐药性，其机制与传统化疗不同，具体机制仍在进一步研究中，尚无明确的结论。④费用昂贵，分子靶向药物的费用相对昂贵，同时某些药物使用前需进行相关基因的检测，费用较高，且许多药物需要长时间使用。

4. 治疗技术：除了常规的手术、放疗、化疗和中医药治疗外，针对肿瘤在器官组织、分子水平的靶点不同，可以使用不同的靶向治疗技术进行靶点治疗。局部的病灶靶点可以用局部靶向消融治疗、靶向放射治疗、放射性粒子植入靶向内照射治疗、高能聚焦超声治疗、血管内介入治疗和局部药物注射治疗。

分子靶向治疗的靶点是针对肿瘤细胞的恶性表型分子，作用于促进肿瘤生长、存活的特异性细胞受体、信号传导等通道，新生血管形成和细胞周期的调节，实现抑制肿瘤细胞生长或促进凋亡的抗肿瘤作用。与传统细胞毒化疗不同，肿瘤分子靶向治疗具有特异性抗肿瘤作用，并且毒性明显减少，开创了肿瘤化疗的新领域。

第三章

接力治疗

在我国新诊断的实体瘤患者中，术后一年的患者复发转移率为60%，其中，死于肿瘤复发和转移的患者超过80%。肿瘤患者治疗结束出院后的1~3年内，正是复发、转移的高危期。有2/3的患者出现临床转移，即使经过局部治疗（手术、放疗）加上全身化疗后，仍有一半的患者出现亚临床隐形转移。90%的患者都是在治疗后的1~3年时期内发生的转移和复发，导致肿瘤治疗前功尽弃的。所以，加强预防肿瘤复发、转移，不容疏忽。

多年前，我提出了接力疗法这个新概念。接力是田径以及游泳比赛中的集体项目，由每队若干名队员依次传递接力棒，并跑完一定距离。接力治疗就是肿瘤患者在常规治疗后，需要继续治疗的概念。

一、 肿瘤复发转移的特点

所谓复发，是指疾病经治疗以后，病情已经得到临床控制，过一段时间以后，又重新出现原来的疾病。复发通常指在原来部位的复发，而转移可以在疾病开始或治疗过程中的任一阶段，出现原发病灶以外部位的性质相同的病变。转移可以在紧邻原发部位或远离原发部位发生，有些转移也属于复发，转移和复发有时有相同或相似的意义。总的来说，防止肿瘤复发和转移要贯穿在预防、诊断、治疗和康复整个过程的始终。

1. 癌组织的分化程度：一般癌细胞分化程度越低，肿瘤的恶性程度越高，浸润性越明显，转移发生也越早。

2. 被转移器官的特点：肿瘤一般容易转移到血液供应丰富的器官，如骨骼、肝脏、肺、脑。

3. 对原发癌的机械刺激：对恶性肿瘤，尤其是血管丰富的肉瘤所在部位的肌肉收缩、内脏蠕动、摩擦、挤压等机械刺激，以及穿刺和活检，都会促使癌细胞进入血液系统，有增加转移的危险。

4. 机体的状态：患者的一般状况差，辛苦劳累、体质下降或者免疫功能低下；情绪波动激烈如大喜、大悲、大惊、大怒、忧虑、恐惧、长期压抑等，都会增加肿瘤转移的机会。

许多肿瘤患者认为医院常规治疗后就可以高枕无忧了，没有进行巩固性的康复治疗。其实不然，单纯西医治疗往往给患者的身体造成损伤，为肿瘤的复发和转移埋下了隐患，所以在康复期复发和转移率仍然很高。

未能长期坚持正确的康复治疗方案和措施，在一定时期里放松警惕，忘乎所以，导致体能下降，免疫功能变差，则是具有多年癌龄的患者发生复发和转移的重要原因。

二、 肿瘤转移的途径

肿瘤的转移是一个多步骤连续性的主动过程。肿瘤细胞从原发肿瘤沿着一定渠道，通过淋巴道、血液、腔道到达另一部位或多个部位，形成新的转移灶。而肿瘤转移的途径则主要有四个方面。

1. 局部扩散：肿瘤细胞不断浸润周围组织，亦称恶性肿瘤直接蔓延。随着肿瘤体积不断增大，肿瘤细胞可沿周围正常组织的薄弱处，直接延伸，侵入并破坏邻近组织或器官。如直肠癌可蔓延到前列腺、膀胱（男性）、子宫及阴道壁（女性）等。

2. 淋巴管渗透：局部淋巴管至整段淋巴管转移。肿瘤细胞侵入淋巴管后，随淋巴液转移到淋巴结，在淋巴结内生长形成转移瘤，是常见肿瘤的转移方式。区域淋巴结转移一般发生于原发瘤的同侧，偶可到达对侧，位于身体中线的肿瘤可转移到一侧或双侧的淋巴结。

3. 血行转移：随血流向血流丰富的组织器官转移。恶性肿瘤需要血液供应才能持续生长和发生转移，血流速度要比淋巴液流动快得多，所以肿瘤细胞在血管的转移速度快，来势凶猛。

肿瘤细胞侵入血管的途径有三种，即癌细胞浸润血管壁（通常为小静脉）；通过血管破口进入血流；通过淋巴管进入血流。

人体所有的血液首先汇集到肺内获得氧气，故血行转移的癌灶也以肺最多最早，这也是肿瘤病人都要做肺部 X 线检查的原因。肝脏、脑、椎及骨的转移，一般也是血道扩散的后果。肿瘤新生血管生成时，其血管就与机体正常的血管相连，此时肿瘤细胞就可入血液。这是最早的肿瘤血液转移，约占肿瘤转移的90%。

4. 种植性转移：此种转移方式主要发生于腹腔及胸腔，当肿瘤突破所在胸腔器官的最外一道防线，癌细胞可从癌体上脱落下来，撒播到其下方的脏器表面，哪里条件适合就在哪里附着、生长、繁殖。癌细胞好比种子，它附着生长的地方好比土壤，故称之为种植性转移，如种植性卵巢癌，又称克鲁肯勃格氏瘤（Krukenberg's tumor）以及穿刺肿瘤造成的针道种植转移等，这种转移常伴有腹水或胸水。

三、 接力治疗的要点

1. 跟踪检查及时治疗：由于目前尚无复发和转移的可靠、早期预报信号，因此，为及早发现复发转移，需要对病情进行定期复查和跟踪随访。定期复查的时间一般在患者出院后每三个月进行一次，两年后每六个月一次，直到五年，五年以后可以每年进行一次复查。复查时，医生要给患者进行全身检查。对出院患者的跟踪随访是主管医师在康复期必须完成的一项基本工作。跟踪随访要全面了解患者出院后的饮食、睡眠、身体康复锻炼情况，对患者的康复期生活予以正确指导，以防止因不良生活习惯导致复发和转移。同时，必须坚持使用抗癌中药，进行接力治疗，这样，可以有效防止肿瘤的复发转移。

我们统计了 2003 年 1 月至 2015 年 12 月振国集团所属四所肿瘤医院出院后由门诊继续跟踪治疗肿瘤患者 1014 例，（见表 3 - 1）其中，男性 364 例、女性 650 例，中位年龄 61 岁（21 ~ 75 岁）；Ⅱ期 468 例，占 46.15%，Ⅲ期 385 例，占 37.97%，Ⅳ期 161 例，占 15.87%；所有患者均经影像学、腔镜、病理确诊，手术、化疗、放疗均已结束。

以上患者均在手术、放化疗后六个月以内开始住院接受治疗。运用的治疗方案为：白花蛇舌草注射液 2.0mL/kg/d、消癌平注射液 60mL/d 静脉点滴；白花蛇舌草注射液 120mL、苦参素注射液 20mL、苦参碱注射液 80mL、化疗药（根据适应证和体表面积给药）动脉灌注，1 次/15 天；口服参威口服液、活力源口服液，上述方法三个月为一疗程（每年可重复 1 次）。疗程结束出院后，门诊继续应用鹤蟾片、消癌平片 3 粒/次，3 次/日口服，口服参威口服液、活力源口服液等，每周服用六天，连用一年后改为每月服药十天，坚持治疗五年以上，随访。

1014 例患者中，五年生存 818 例，生存率 80.67%，十年以上生存 512 例，生存率 50.49%，生存率较高的是甲状腺癌、膀胱癌、乳腺癌、淋巴瘤。

表 3-1　1014 例肿瘤病例生存情况统计

疾病	例数	5 年生存数	5 年生存率（%）	10 年生存数	10 年生存率（%）
肺癌	144	104	72.22	56	38.89
乳腺癌	198	156	78.79	116	74.36
胃癌	93	82	88.17	44	47.31
食管癌	52	41	78.85	24	46.15
肝癌	38	30	78.94	18	21.05
鼻咽癌	53	45	84.91	27	50.94
卵巢癌	38	29	76.31	25	40.32
宫颈癌	62	46	74.19	25	65.79
子宫癌	11	8	72.73	4	36.36
肉瘤	18	12	66.67	8	44.44
直肠癌	61	56	91.80	31	50.82
结肠癌	57	48	84.21	37	64.91
膀胱癌	24	24	100	19	79.17
甲状癌	28	28	100	26	92.83
淋巴瘤	33	29	87.88	10	30.30
脑肿瘤	15	9	60.00	5	33.33
其他癌	89	71	79.78	37	41.57
合计	1014	818	80.67	512	50.49

针对肿瘤患者手术、化放疗后被动等待的错误思想，采取中西医结合接力治疗，扶正固本、软坚散结、清热解

毒、辨证治疗，是肿瘤规范化治疗的延续和补充，是防治残存癌细胞复燃，防止肿瘤复发转移，提高患者生命质量，延长生存期的积极手段。我们的长期临床实践发现，消癌平、白花蛇舌草、鹤蟾片与化疗药物配合具有杀灭肿瘤细胞的作用，参威口服液、活力源口服液具有调节人体免疫机能的作用。我们通过大量试验证明，上述药物大剂量应用可抑制新生血管形成，使肿瘤组织周边血管迅速收缩，使肿瘤的微循环遭到破坏，阻止肿瘤复发和转移；此外，中药中含有多种提高机体细胞免疫活性物质，能够增强机体单核－巨噬细胞系统功能；可明显增加自然杀伤细胞活性，增强细胞介导的细胞毒作用，导致 T 杀伤细胞增殖，同时还可诱生多种肿瘤坏死因子，使肿瘤细胞出现自溶，导致肿瘤组织钙化或液化；肿瘤组织受到高浓度药物攻击后，肿瘤外周细胞发生坏死，胶原蛋白沉积形成纤维化，能够阻断肿瘤细胞向远端浸润；中药的有效成分可加速肿瘤细胞分化与凋亡，诱导肿瘤细胞分化为正常细胞或接近于正常细胞的分化进程和凋亡进程；药物中的猪苓多糖等有效成分，可有效抑制与发生恶病质紧密相关的毒素－L的作用，从而阻遏恶病质的发生和发展。回顾分析 1014 例肿瘤患者接受中西医结合冲击接力治疗过程，这种治疗方案在防复发、转移方面的疗效较为理想，患者的五年生存率 80.67%，十年以上生存率 50.49%，同时我们的临床观察发现这种治疗方法的毒副反应相对较小，且患者依从性好，价格相对低廉，可供临床借鉴。

（1）防复发：如何预防肿瘤的复发？肿瘤的复发在临床上很常见，不少肿瘤患者经过各种有效治疗后得到痊愈或临床治愈，然而经过一段时间之后，被治愈的肿瘤又重新复发，给正在康复或已获得康复的病人再次带来痛苦和威胁。因此，在肿瘤得到治愈或已被控制后一定要重视预防再次复发。那么怎样才能预防或减少肿瘤的复发呢？

首先，肿瘤的治疗应力求彻底。这对早期肿瘤很容易做到，采用根治性手术，合理的放、化疗，有计划地综合治疗等完全可以防止复发。尽管肿瘤的治疗技术越来越先进，但目前通过一次性或突击性治疗，尤其是对中、晚期肿瘤，仍然很难做到绝对彻底，即很难避免体内残存一些肿瘤细胞。所以，在进行正规治疗之后，一定要跟着进行抗复发治疗。抗复发治疗的目的在于消灭治疗后残存的肿瘤细胞，或抑制原来未能发现的肿瘤进一步发展。有的学者主张肿瘤经手术、放疗或大剂量化疗，临床症状消失后，还要坚持五年以上的抗复发治疗。中医中药的治疗在预防肿瘤复发上显示出尤为突出的作用，如使用王振国牌系列抗癌药物，效果较明显。至于具体的抗复发治疗方案，应视患者、病种等具体情况，在医生的指导下进行。

其次，消除或避免促使肿瘤复发的各种因素，积极治疗与肿瘤相关的慢性疾病。引起肿瘤的各种理化因素及生物致癌因素，仍可诱使肿瘤复发。对于一些内在因素也应特别注意。如患过乳腺癌的育龄妇女需绝对避孕，以免妊娠促使乳腺癌复发。所有肿瘤患者都应注意保持心情愉快，精神放松，避免长期、过度的精神紧张和不良刺激。某些慢性病的存在会降低机体的免疫功能，影响患者局部或全身的功能状态，并有可能诱使肿瘤复发，所以应给予积极治疗。

另外，要重视进行定期或经常复查。这是预防复发失败后最重要的补救措施，也是所有肿瘤患者治愈后应该注意的一点。复查包括患者的自我检查和医院的定期检查。患者自查主要是注意观察原来的病灶部位及其附近有无新生肿物、结节、破溃等表现，有无新的疼痛感觉。此外，还要注意全身变化，有无逐渐加重的乏力、食欲不振、体重减轻、贫血等表现，一旦出现上述情况应及时去医院检查。

尽管复发的肿瘤比原发的肿瘤在治疗上更为困难，但只要做到早发现、早诊断、早治疗，复发肿瘤也是可以治愈的。

（2）防转移：转移和扩散是恶性肿瘤的生物学特性之一，它的发生往往使肿瘤患者失去了获得根治的机会，给患者带来更大的痛苦，也常常是恶性肿瘤引起死亡的原因之一。因此，预防转移与扩散对肿瘤的防治具有重要意义。关于恶性肿瘤转移与扩散的详细机理，目前尚未完全清楚，如何有效地预防转移和扩散，仍是肿瘤学研究的一个难题。但就目前所掌握的知识来看，我认为，预防恶性肿瘤的转移和扩散应注意以下方面：首先，由于恶性肿瘤在早期阶段生长缓慢，极少发生转移和扩散，因此早期发现和早期诊断便是预防转移和扩散的最好途径。对恶性肿瘤的手术应强调切除肿瘤和肿瘤周围足够的组织以防肿瘤浸润影响治疗效果。做根治手术应将所有肿瘤组织、周围组织、局部淋巴结等一并送病理科检查。在手术时应倍加小心，防止手术器械等造成医源性种植性转移。对于某些估计可能发生转移的肿瘤，应辅以局部或全身的化疗。

其次，应注意消除一些促进肿瘤转移和扩散的因素。对于已经发现可能是肿瘤的肿块，尤其是已明确其病理性质是属于恶性的，应当竭力避免激惹肿瘤。不要经常触摸，更不能用力挤压，也不能对肿块进行热敷和理疗，以免促使肿瘤细胞脱落而发生转移，就是医务人员在进行检查时也同样要轻柔操作。

另外，由于癌栓与肿瘤的转移和扩散有密切关系，因而能起防止血凝、加强纤维蛋白溶解作用的有关药物和措施，也被认为具有预防肿瘤转移和扩散的作用，现已试用于防止或减少肿瘤的转移。

当然，更为重要的措施应当是加强机体的免疫能力，使机体的免疫监视系统发挥正常作用，争取抗癌的主动权。机体免疫功能的抑制将促使肿瘤的发生、发展和转移，而特异性或非特异性的免疫刺激往往由于机体免疫力的增高而抑制肿瘤的生长、侵袭和转移。所以提高免疫功能，不但能随时清除由瘤体脱落进入血液和淋巴液的肿瘤细胞，而且对于原发肿瘤病灶的治疗也有重要作用。

2. 中药调理：免疫功能低下是肿瘤患者在康复期复发

转移的首要因素。人体的免疫系统每天要消灭成千上万的肿瘤细胞。但如果人体的免疫功能低下，就会有大量的肿瘤细胞无法被消灭而存活下来，最终导致肿瘤的复发和转移。尤其是康复期的患者，在放化疗后，免疫功能进一步下降，严重影响患者康复治疗效果。中医药治疗始终贯彻整体观念，与放化疗相结合既坚持局部治疗，又重视整体上杀灭癌细胞，充分体现扶正培本、标本兼治的原则。

中医认为，导致肿瘤转移的发病机制复杂，属多系统，多组织，多器官受累，寒热交错，虚实夹杂，故抗转移治疗需以扶正培本法为基础，多种方法配合应用，适当根据患者的痰、瘀、毒的不同表现或其他潜在可能，将各种方法有机结合使用。基本方法如下。

（1）扶正培本法：我们临床应用发现中成药参威口服液和人参、黄芪、黄精、白术、鹿茸、灵芝、地黄、旱莲草、五味子、菟丝子等，不仅能提高细胞免疫功能，而且能使淋巴细胞的比值上升。通过提高细胞免疫功能，发挥对进入循环的癌细胞的免疫监视作用，同时提高 T 淋巴细胞的攻击能力，使癌细胞因失去转移能力而崩解。另一方面，补益类中药的生物反应调节作用，可诱导细胞因子、肿瘤抑制因子的释放，促进淋巴细胞转化，提高机体杀伤肿瘤细胞的能力，从而在运转中消灭癌细胞。

（2）活血化瘀法：血液黏稠度与肿瘤转移关系密切，癌细胞转移的许多环节都与血液高凝状态有关。活血化瘀药及其复方具有抗凝和激活纤溶系统的作用，能减少恶性肿瘤患者发生血液扩散与转移，活血化瘀还能通过对癌细胞的增殖抑制而发挥抗转移作用。如莪术、虎杖、穿山甲、凌霄花等通过促纤溶，抑制血小板聚集，改善微循环等多种途径改善血液高凝状态。还可以使转移内新生的毛细血管退化及改善微循环中的免疫识别。川芎、延胡索、牛膝、桃仁等对血液高凝状态有很好的改善作用，不利于癌栓的形成；赤芍、丹参、土鳖虫、桃仁、红花等通过抑制瘤细胞与血小板黏合而阻断癌转移；补骨脂、鸡血藤、赤芍能通过抑制血小板聚集而发挥抗肿瘤转移的作用。

（3）清热解毒法：此类药在抗肿瘤的中药中所占比例很大，如半枝莲、山豆根、石上柏、黄药子等。半枝莲所含有效成分能直接杀灭癌细胞。黄连、黄芩、金银花、蒲公英、紫花地丁等能促进淋巴细胞的转化。穿心莲、野菊花、鱼腥草、板蓝根、大青叶、七叶一枝花等可激活体液免疫，促进抗体形成，增强白细胞的吞噬能力。具有凉血解毒作用的茜草提取物，对小鼠白血病、大肠癌的转移有预防作用，而且对正常细胞没有毒性。

（4）燥湿化湿利水法：一方面，组织水肿与癌细胞转移相关，瘤体组织水肿，癌细胞聚合力下降，有利于癌细胞脱落母体而进入运转过程；另一方面，水肿可使组织中纤维成分疏散，组织间隙加宽，组织结构抵抗力减弱，有利于癌细胞侵袭和占据。因此，可采用燥湿化湿利水法防止肿瘤的复发转移。

（5）软坚散结法：软坚散结有软化肿瘤，促进肿瘤消散的作用。如山慈菇含秋水仙碱、秋水仙胺，对多种移植性肿瘤有抑制作用，木鳖子对鼻咽癌和胃癌的癌细胞转移扩散有抑制作用。

（6）以毒攻毒法：其作用机理主要是直接抑制、杀伤癌细胞，应用这类中药可能使癌细胞在转移运转过程中被直接杀灭，一些中药还能激活巨噬细胞，促进其吞噬功能以减少转移机会。如动物类药有斑蝥、蟾蜍、蜈蚣、壁虎等，植物类药有生半夏、生南星、生川乌、山豆根、断肠草等，这些药物有毒性反应、过敏反应，剂量及配伍一定要掌握。

我们通过临床发现，康复期的患者在检查各项指标有异常时应尽早大剂量用中药治疗，没有异常可小剂量维持治疗。如果每个人都重视康复期的维持治疗，有很多人就不会死于肿瘤，延续自己的生命。

北京乳腺癌患者刘某，家里5位亲人死于肿瘤。2003年她不幸患乳腺癌，手术后她接受亲人们在手术、放化疗后没有继续治疗的教训，坚持每个月服用10天系列中成药，有效地防止了肿瘤的复发转移。现在，她过着健康幸福的生活，还有幸参加影视剧的拍摄。

3. 适当锻炼：康复期的病人进行锻炼，具有双重意义。一方面可以通过锻炼增进人际交往。病友之间的互相同情和鼓励，以及成功经验的分享等都会对自身的情绪有积极的影响。另一方面锻炼也可以明显改善体质，增加机体抵抗力，这样身心可以同时得到锻炼，是非常有益的活动。在安排锻炼时间上，如果是气功，可以在患病的任何阶段开始。如果是其他项目，则要分两个阶段进行。

（1）适应阶段：按自己的兴趣选择项目，严格掌握负荷量，并把心理锻炼列为首要内容，同时辅以身体锻炼。

（2）巩固阶段：在前面锻炼的基础上，可以慢慢固定一项或两项锻炼内容，这取决于患者的兴趣和体质情况，并无硬性规定。如一面练气功，一面又从事其他项目的锻炼，一般来说，两者的间隔时间越长越好，不宜连接起来锻炼。

生命在于运动。我们每天都在日常生活中做许多运动和锻炼，如步行、上下楼梯、扫地、做饭等，习以为常。但肿瘤患者患病卧床休息时间过长，如不注意锻炼，就可能出现肌肉萎缩、关节强直、器官组织功能退化等情况，因而必须进行适当的有规律的体育锻炼。康复体育锻炼有主动和被动两方面：主动锻炼，是指自己能做的各种形式的运动，以提高肌肉张力，改善持久力和忍耐力。被动锻炼，是指借助于他人的操作如按摩而使患者被动接受的运动，能够改善局部血液循环、放松心身，从而帮助机体功能的康复。康复体育锻炼可由简到繁，由轻微运动逐渐加大运动量，根据自己的承受能力，逐步坚持运动，使自己能适应日常生活需要。患者当视体力耐受情况逐渐增加运动量。

适当的锻炼对增进食欲、恢复体力及睡眠均有益处。当然，也要因病而异，要根据身体情况，选择适宜自己的活动项目。如肺部手术或放疗后，肺功能较差的情况下，再去爬山、游泳，就会引起不适。

4. 注意饮食：不正当饮食与肿瘤的发生有着密切联系。比如发霉变质的花生含有黄曲霉素，吃了会诱发肝癌。鼻咽癌和胃癌与食用腌制的食品有一定的关系。在康复期的患者应该多吃防癌食品，如新鲜蔬菜、水果、猪血、大蒜、香菇、木耳、百合、豆制品、红薯等，它们对预防肿瘤复发转移有好处，具体食疗方在第六章里有论述。

第四章

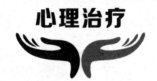

心理治疗

要重视心理疗法。一个健康人患肿瘤后必然会产生相应的心理变化，紧张、焦虑、不安、孤独、恐惧、怨恨、悲伤、抑郁等心理失衡不同程度地出现。这些心理变化也会影响患者的康复。因此，医护人员要重视对患者进行心理疏导，解除他们的心理障碍，树立战胜肿瘤的信念；患者的家属也应该关注患者的心理健康问题，帮助患者走出癌魔阴影，鼓励患者用自己的新生证明人生的价值。

一、 患者的心理特点

肿瘤患者因各自的文化背景、心理特征、病情性质以及对疾病的认知程度不同，会产生不同的心理反应。肿瘤患者在得知自己患肿瘤的过程中可经历一系列的心理变化。

1. 震惊否认期：明确诊断后，患者首先会震惊，表现为不言不语、淡漠、眼神呆滞甚至晕厥。继而极力否认，希望诊断有误，要求复查，甚至辗转多家医院就诊、咨询，企图否定诊断。这是病人面对疾病，因应激所产生的保护性心理反应，但这种心理反应如果持续时间过长会延误治疗。震惊期最好的护理方法是非语言的陪伴，并协助满足其生理需要，给予患者安全感，以增进医生与患者之间的人际关系。允许其有一定的时间接受现实，不阻止其发泄情绪，但要注意预防意外事件的发生。在否认期医护人员的态度要保持一致性，对诊断结果表示肯定，减少患者对诊断结果的怀疑及逃避现实的机会。同时鼓励患者家属给予其情感上的支持、生活上的关心，使之有安全感。

2. 愤怒期：当患者不得不承认自己患癌后，随之表现出恐慌、哭泣、愤怒、悲哀、烦躁、不满的情绪。部分患者为了发泄内心的痛苦而拒绝治疗或迁怒于家人和医护人员，甚至出现冲动性行为。此虽属适应性心理反应，但若长期存在，将导致心理障碍。此期医生应在患者面前表现出严肃且关心的态度，切忌谈笑风生。做任何检查和治疗前，应详细解说。同时向家属说明患者愤怒的原因，让家属理解患者的行为。并请其他病友介绍成功治疗的经验，教育和引导患者正视现实。

3. 磋商期：此时期的患者求生欲最强，会祈求奇迹出现。患者易接受他人的劝慰，有良好的遵医行为。因此，医生应加强对患者及家属的健康教育，维护患者的自尊和隐私，增强患者对治疗的信心，从而减少患者病急乱投医的不良后果。

4. 抑郁期：此阶段患者虽对周围的人、事、物不再关心，但对自己的病仍很注意。医生应利用恰当的非语言沟通技巧对患者表示关心，定时探望，加强交流，鼓励患者发泄情绪，以减轻心理压力。鼓励其家人陪伴，预防意外事故发生。在此期间，由于病情加重，患者心情抑郁，常会疏忽个人卫生的处理，医生应鼓励患者维持身体的清洁与舒适，必要时协助完成。

5. 接受期：有些患者经过激烈的内心挣扎，正确认识自己的病情，心境变得平和，通常不愿多说话。在此期间，医生应尊重其意愿，替患者限制访客，主动发现患者的需要并尽量满足其需要，为患者制订护理计划时，应充分考虑患者的身体状况，以免增加患者的痛苦。

以上心理变化可同时或反复发生，且不同患者在心理变化分期方面存在很大差异，各期的持续时间、出现顺序也不尽相同。因此，医生应随时注意观察患者的心理情况，并给予适当的护理。

二、 心理调整

1. 修养平和性格："百病皆生于气"。经常暴怒或压抑，将会导致气滞血瘀。有的患者脾气暴躁，得了肿瘤更是火上浇油。这就需要患者自我"灭火"，耐下心来，积极配合医生治疗。医生要重视患者的心理情况，及时对患者进行心理疏导，鼓励患者多找家人、朋友和癌友倾诉心语，以发泄排解郁闷。

　　振国肿瘤医院通过组织康复讲座、自娱自乐晚会、为患者过生日、建立"话疗室"等活动，使很多患者性格变得活泼开朗。同时，这种独具特色的康复文化使每个患者感到了家的温暖。

　　2. 改变思维方式：不少患者得了肿瘤，自认为是命运不济而怨天尤人，从而思维钻进了牛角尖。这种消极定式思维只会滋长消极情绪，对治疗失去信心。医生应当劝导患者改变消极定式思维，采取积极上进心态，坦然面对现实，正确对待病情，相信中西医结合综合治疗的有效性。事实证明，患者树立了积极思维模式，就能最大限度地调动自身的抗癌主观能动性，激发战胜肿瘤的潜能。

　　3. 不要自我封闭：不少肿瘤患者不愿意接触社会，常常躲避亲朋好友，总是把自己封闭起来，生活空间变得越来越狭窄。其实，这不利于肿瘤的治疗和康复。肿瘤患者应珍惜自己社会生活的权利，勇于融入社会，多过集体生活，参加公益活动，释放因患肿瘤造成的心理压力。

　　4. 克服不良心态：在现代医疗条件下，得了肿瘤并不可怕，可怕的是一开始就丧失信心，甚至精神崩溃。其实，当个人心情舒畅、精神愉快、乐观自信，脑内会分泌对人体有益的吗啡类荷尔蒙，它有活跃脑细胞，增强体质功能。从这个意义上说，良好的心情胜过十剂良药。

三、 创新方法

为治疗患者创造一个良好的治疗和生活环境，是心理治疗的必要条件之一。通过十几年来的不断总结，振国肿瘤医院探索出了心理治疗"七法"和独具特色的康复文化。

1. 话疗法：就是通过与患者谈话，进行耐心细致的思想工作，增强患者战胜肿瘤的信心。很多患者得了癌症后往往对自己的前途、价值和生存的希望都会很渺茫。有的患者一见面就问我说："王教授，你看我还能不能活一年？"这句话她已经问我十年了，每年见到我就问。有的患者得了肿瘤就失去了信心，觉得什么希望都没有了，这是很可怕的事情。

2. 想象法：如指导患者在接受介入治疗时，可以想象输入的药物正在杀灭自己体内的癌细胞；或者鼓励患者，可以想象自己的全身是通畅的，身体机能一直很好。在进行这些想象时，身体要放松，要抛弃各种杂念。

3. 安慰法：这是治疗肿瘤的一帖良药。这需要家属，朋友，医生的帮助，使患者解除思想上的负担，消除顾虑。在对患者进行安慰疗法时，应当做到真诚与热情，不能敷衍、搪塞、哄骗，但可以避重就轻，以鼓励为主。

4. 咽津法：科学家建议，吃东西时一定要细嚼慢咽。此外，还可以试着做一做咽津动作，其方法是：平心静气，轻轻吐气三口，再将舌伸出齿外唇内，上下左右搅动。当津液满口时，鼓漱 5～10 次，然后，用意念分五次把唾液徐徐送入丹田。每次练习重复三次，每日 3～4 次。据我们的观察，许多坚持咽津疗法的患者获得了意想不到的效果。

5. 音乐法：这是一种通过听美妙音乐而达到治疗疾病的方法，而且在国内外这种方法被广泛地推行。需要注意的是所听的音乐应当是比较舒缓的、抒情的。音量不要超过 70 分贝，否则就会成为噪音。

6. 幽默法：临床治疗中发现，肿瘤患者有规律地笑，可使病情得到缓解。医生和患者家人可以多给患者讲一些幽默故事和笑话，或选一些小品节目让患者在治疗中观看，有意识地把患者的注意力引到快乐的事情上，这样会提高治疗效果。

7. 意念疗法："意念疗法"是在身心放松的基础上，通过意守、意念导气等意识活动，进行自我调控，达到自我治疗的目的。"意念疗法"首先要求患者在施功前消除各种紧张与恐惧心理，确保思想情绪安静，同时要树立战胜病痛的信心，为调神导引做好准备。"意念疗法"没有严格的姿势，可根据病情，采用患者最舒适的体位，尽量做到肢体无拘束，无压迫，以有利于气血的畅通。本疗法以自然呼吸为主。

四、 康复文化

肿瘤患者是一个特殊的群体，他们最怕的是孤独。医院和医生要给患者更多倾诉、交流、释放的机会。我们振国肿瘤医院经常组织肿瘤患者参与康复文化活动，为患者的治疗与康复创造良好环境。这些康复文化活动主要有。

1. 康复知识系列讲座：每月组织一次肿瘤康复知识讲座。针对不同病种、症状，顺应季节变化，解答患者在康复治疗中遇到的各种问题，解难答疑，丰富患者的康复知识。讲座特别突出"转变与康复"课题，强调非药物治疗与康复。很多肿瘤患者是因为心情不好、生气，导致病情逐渐加重。如果一个人不改变不良性格，就容易出问题。所以，我要求患者们："首先要改变自己的性格，你得了病，通过各方面治疗已经好了，可是你的性格不改变，你天天憋一肚子气，你的病也不可能痊愈。"

2. 康复经验交流会：每周组织一次新老患者康复经验交流会，大家畅所欲言，交流康复体会。这是给住院患者营造的一个相识、了解、沟通、激励斗志的平台，很多患者在交流中受到感染和启发，坚定战胜肿瘤的信心。同时，医院每周还组织 2~4 次自娱自乐活动，在欢声笑语中驱除心理上的阴霾。

3. 重大节日联欢活动：每逢重大节日医院组织患者进行踏青、赏月、联欢晚会、诗歌演唱会、演讲会、歌咏、棋类比赛等丰富多彩的康复文化活动，让患者在康复治疗的同时，陶冶情操，感受生活的美好。同时，积极创造机会让肿瘤患者参加大型公益活动，为他们提供展示自己的舞台。比如，2009 年，为了纪念新中国成立六十周年，我们同有关社团和媒体组织了"全国肿瘤患者红歌才艺网络大赛"，全国有三万多名肿瘤患者参加了大赛。我们四家医院有 100 多名患者参加了预赛、初赛、决赛和颁奖晚会，肿瘤患者们表现出了空前的参赛热情。充分体现了他们热爱祖国、珍爱生命的心声。中央电视台播出两期颁奖晚会特别节目，使患者们深受鼓舞，让他们看到了生命的希望和自己的价值。

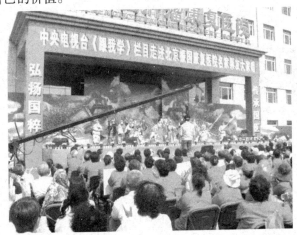

2009 年 4 月中央电视台走进振国医院大型公益活动

4. 彩丝带爱心传递活动：2010 年以来，由我们发起，中国妇女报社、国际癌病康复协会等单位联合开展的全国彩丝带志愿者爱心传递公益活动，充分调动了肿瘤患者的积极性，各地肿瘤彩丝带志愿者在战胜癌症后，积极奉献爱心、回报社会。彩丝带以红、黄、绿三色为主调，分别代表爱心、阳光、生命，表达生命的五彩缤纷和人与人之间爱心传递。每年四月份在全国肿瘤防治宣传周期间都要在北京进行交流表彰，现在已涌现出千名先进彩丝带志愿者。

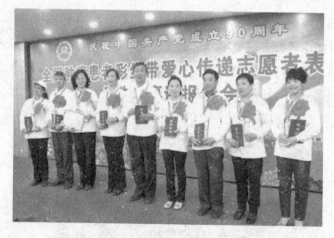

2011 年首届全国彩丝带爱心传递志愿者标兵

5. 大型康复游活动：每年把住院或出院的患者集中起来，安排北京三日游、上海世博游、秋冬珠海疗养旅游、夏季长白山天池游等大型康复游活动。在 2010 年上海世博会期间，我们组织数千名肿瘤患者开展"彩丝带爱心传递看世博"活动，使肿瘤患者在愉快的"逛世博"中，身心得到了康复。2012 年，我们还组织康复的肿瘤患者 1.3 万人过大年活动，让他们又一次感受到群体抗癌的力量和快乐。几年来，振国肿瘤医院共组织了 30 多次康复游活动，共计 2 万多名肿瘤患者参加了康复游。这种活动让患者放松心情，享受大自然的美景风光，交流抗癌心得，更加感受到生活的美好，生命的宝贵。

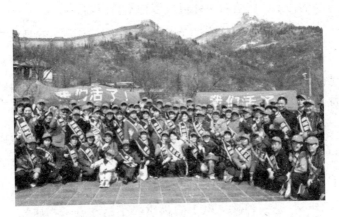

彩丝带志愿者康复游——长城站

此外，医院还设立了自助厨房、病区康复家庭、每日医患交心活动平台，以营造和谐、互信的医患关系，最大限度地满足患者的治疗与康复需求。通过开展丰富多彩的康复文化活动，让每一位肿瘤患者时时感受到家的温暖与亲人般的关爱。

五、 创造环境

　　肿瘤的发生与环境因素的关系密切，人类生存的环境中存在着大量的致癌物质。如有害因素对空气、饮用水和食品的污染，将会对机体造成多种不良影响。

　　近年来，恶性肿瘤的治疗又出现了新方法，就是空气负离子自然疗法。大量临床实验表明，空气负离子理疗对肿瘤有一定的疗效，是除放疗、化疗、手术、中药等治疗外的又一新方法。

　　空气负离子对肿瘤的有效理疗作用已经被多个权威研究证实。专家们对空气负离子有效理疗肿瘤的机理做过如下阐述：人体细胞电子被抢夺是万病之源，活性氧（自由基 ORS）是一种缺乏电子的物质（不饱和电子物质），进入人体后到处争夺电子，如果夺去细胞蛋白分子的电子，使蛋白质接上支链发生烷基化，形成畸变的分子而致癌。该畸变分子由于自己缺少电子，又要去夺取邻近分子的电子，又使邻近分子也发生畸变而致癌。这样，恶性循环就会形成大量畸变的蛋白分子，这些畸变的蛋白分子繁殖复制时，由于基因突变，形成大量癌细胞，最后出现癌症。而当自由基或畸变分子抢夺了基因的电子时，人就会直接得癌症。人体得到负离子后，由于负离子带负电有多余的电子，可提供大量电子，而阻断恶性循环，癌细胞就可防止或被抑制。

此外，也有相关实验表明负离子能够通过调节因恶性肿瘤引起的体内的酸碱失衡及氧化还原状况失衡，维持人体内环境的稳定性，促进正常的细胞代谢，减轻、消除化疗的不良副作用，对患者的治疗非常有益。

2012年，为了使肿瘤患者有一个良好的康复环境，我们与国内外知名中医药院校和科研机构合作，引进国际先进的医疗康复设备和技术，发挥长白山天然药物资源和生态环境优势，创建了总面积12万平方公里，耕地面积2000公顷，森林面积1.5万亩，水库面积3000亩的长白山养生谷，成为中国癌症康复第一村。

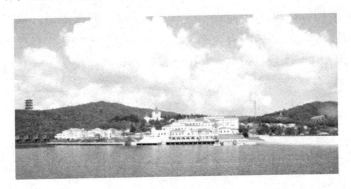

振国长白山养生谷

1. 天然氧吧：空气是健康之本，这里的森林覆盖率在80.5%，大气负氧离子含量高达2万多。负氧离子主要是通过神经系统和血液循环对人的机体生理活动产生影响。如当吸入负氧离子30分钟后，肺增加氧气吸收量20%，多排出 14.5% 二氧化碳；改善心肌功能，有明显降压作用；对支气管哮喘、上呼吸道黏膜炎等均能起到缓解或治愈作用。在这种空气中，有利于肿瘤患者的康复。

2. 环境优美：这里自然风光独特，有着古老的传说"人参之路"，还有久远的清朝历史文化。山水林田相互辉映，自然人文相互交融。主要建筑有：度假酒店、风情古堡、度假别墅、滨水餐厅、森林木屋和努尔哈赤密营等，拥有国际标准的集医疗、康复、休闲为一体的多功能生态园区。

3. 寓医于食：药膳发源于我国传统的饮食和中医食疗文化。它"寓医于食"，既将药物作为食物，又将食物赋以药用，药借食力，食助药威，二者相辅相成，相得益彰。既具有较高的营养价值，又可防病治病、保健强身、延年益寿。养生谷内设有四个园区，其中生态养殖园区，养殖梅花鹿、野猪、山鸡、孔雀等；生态种植园区，主要种植无公害、无化肥、无农药水稻、玉米和各种蔬菜等，用于康复患者药膳食用。

4. 优质水源：水是生命之源，也是健康之源。这里群山环抱，植被茂密，降水丰润，河流众多，地下水多是天然矿泉水。

人们赞誉振国长白山养生谷为"人间仙境，世外桃源"。是陶冶"心、身、灵"的好地方。

第五章

肿瘤全程治疗病例分析

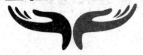

我们在多年的临床实践中发现，众多肿瘤患者通过全程治疗得到了康复。我们选择了 13 名康复患者从不同侧面进行分析，探索全程治疗肿瘤的基本规律。

一、 中西医结合治疗创奇迹

（一）广东晚期肝癌患者

广东省连州市纪律检查委员会干部唐某，1997 年 8 月开始感到胃部时常胀痛，但因工作繁忙，不得不拖到同年 9 月胃部胀痛症状加重时才到医院检查，当时医生诊断为慢性胃炎，治疗两个多月，病情不但没有好转，反而越来越严重。于 11 月 29 日上午出现肝区突然剧痛，经当地人民医院检查，确诊为"巨块型肝癌"，肿瘤大小是 11cm × 10cm × 9cm，当时医生判定其只能活两个月。一段时间里，医护人员和家属对他的病情守口如瓶。他爱人承受着巨大的压力，到处奔波求医，但却一次次地被医生回绝，说这个病医院无法医治了。

在万般无奈之下，唐某和爱人抱着一线希望来到珠海振国肿瘤康复医院。专家根据他的病情开了一个疗程的振国系列抗癌药。用药半个月后患者感到这些药物有效，肝区剧痛的症状明显减轻。一个疗程后，患者从卧床不起到自己可以独自起床，还能到室外散步。

1997年12月31日CT复查发现肝肿瘤增大。在这期间，他承受着极大的痛苦，除肝区疼痛之外，先后出现恶心呕吐、吃不下饭、腹部胀痛等症状，导致身体虚弱，全身无力，骨瘦如柴，连说话都没有力气。

尽管病情十分严重，但他没有被肿瘤吓倒，坚持采用中药冲击疗法的治疗方案。到1998年2月，患者的各种症状开始明显缓解，3月份肝区疼痛完全消失。4月10日复查CT结果提示，肝肿瘤缩小，此时他的体重恢复到65公斤，患者感觉和健康人一样。6月1日CT复查，肿瘤进一步缩小。此后，他每三个月复查一次，每次复查，肿瘤都缩小一点，到2000年12月5日复查CT提示，肿瘤全部消失。康复后的唐某激动地说："在治病的过程中，一没有做手术，二没有做放化疗，三没有用其他药物治疗，完全是靠中医药治愈的。"很多人都对他的康复感到十分惊奇，说这是一个奇迹。

我认为，治疗肿瘤应在开始制订治疗方案时，就将中医药考虑进去。治疗肿瘤要因人而异，因病而选，不适宜手术的患者则不应该手术；体弱或对放化疗不敏感的肿瘤，坚决不能采用放化疗。因为中药治疗肿瘤始终贯彻整体观念，充分体现祛邪而不伤正、养正而不助邪、扶正培本、标本兼治的原则。中药抗癌冲击疗法，就是通过口服、介入、肌注、雾化吸入、栓塞、外贴等多途径大剂量给药。我们的临床实践证明，这种治疗后患者的癌组织周边血管会迅速收缩，新生血管受到抑制并萎缩，使癌组织缺血，血流变得缓慢直至停滞，最终使癌细胞死亡。

唐某康复了，全国各地很多患者来电话、来信询问他治病的情况，甚至有一些人不相信，千里迢迢到他家探望。他深知肿瘤患者的痛苦和家人的担忧，总是不厌其烦地解答患者们的所有问题，成为病友的心理医生和贴心朋友。

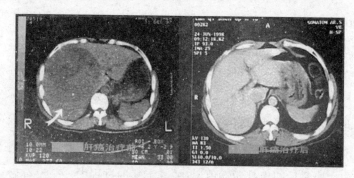

康某治疗前后的 CT 比较

（二）安徽盆腔癌多处骨转移患者

蚌埠玻璃厂退休职工范某，现年 68 岁。2002 年初，她全身疼痛难忍，卧床不起，不能行走，生活无法自理。经安徽省肿瘤医院诊断，为盆腔巨大肿瘤，体积 6cm×4cm×8cm，病理报告为"恶性小细胞肿瘤"，ECT 检查为"全身多发性骨转移"。医院认为不宜手术，接受了两次化疗后，患者的身体更加虚弱，无法继续坚持化疗。绝望之时，经一病友介绍，使用了中医药冲击疗法，用药一个疗程后，疼痛症状大为减轻；两个疗程后，症状明显好转，可以下床活动了；经过不间断地用药，加上患者顽强的锻炼和乐观向上的心态，病情不断减轻，生活逐渐能够自理。

一年半之后，去省肿瘤医院复查，CT结果是"盆腔未见明显肿块，与2002年1月9日的老片比较，原肿块消失"，ECT显示：原骨转移的七处只剩下两处。医院医生都认为这是一个生命的奇迹。现在，她每天坚持服用系列中药，坚持每年去医院做一次全面复查，身体逐渐恢复，能买菜、烧饭、洗衣服，生活又重新开始了。

在范女士不能手术的情况下，我们采用了中医药抗癌冲击疗法对她进行治疗。相关临床研究提示，肿瘤组织周边血管迅速收缩，新生血管阻断后，肿瘤组织缺血，肿瘤部位的微循环遭到破坏，导致肿瘤细胞发生继发性坏死而缩小。在系列抗癌药中，含有多种提高机体细胞免疫和体液免疫的活性物质，大剂量给药后，能够增强机体免疫吞噬功能和刺激抗体生成，使肿瘤细胞不断被溶解和吞噬。同时，肿瘤组织受到高浓度抗癌药物的攻击，使肿瘤外周细胞发生坏死，经过一系列攻击反应将坏死组织分解、吸收，造成肿瘤病灶周围出现组织纤维化，阻断肿瘤细胞向周边浸润及转移。

像范女士这样采取中医药冲击疗法康复的肿瘤患者还有很多。我们的临床实践发现，中医药不但可能预防癌症，还可能治疗癌症。

（三）内蒙古胃癌、恶性淋巴瘤患者

内蒙古包头的孙某，1995 年 3 月，被包头市一所医院确诊为胃癌晚期。接着，在内蒙古医学院附属医院进行了胃、贲门占位性病变全切除术，术后病理检查提示为非霍奇金淋巴瘤。11 月份患者感觉腰骶部发胀并向下肢放射疼痛，呈间歇性发作，又在该院进行了腹部 CT 检查，诊断为恶性淋巴瘤晚期。接受了 1 个疗程的化疗后，她的体质迅速下降，无法再承受化疗了。这时，她采取了中西医结合方法进行治疗，经过一段时间的治疗，复查结果显示一切指标正常，肿瘤全部消失。

我认为，目前针对多发性肿瘤的治疗，采用痛苦小、伤害少、效果好的中西医结合综合治疗是比较有效的方案。手术在清除病灶上有较好的作用，但当癌细胞受到猛烈攻击时，那些残存的癌细胞会出现"补偿性加速再增殖"，从而形成肿瘤扩散和转移的高峰。这就是很多患者手术、放化疗后，肿瘤转移灶很快出现的根本原因。像孙女士这样多发性肿瘤患者，只有采取中西医结合综合治疗才能达到今天的效果，单独靠哪种单一的方法都难以康复。

21 年来，孙女士坚持每年服用一个月中成药进行防肿瘤的复发转移治疗。现在，她怀着一颗感恩的心，帮助众多病友进行心理咨询，鼓励他们树立战胜肿瘤的信心，并积极参加社会公益活动，成为"彩丝带志愿者标兵"。

（四）　上海肠癌患者

上海的朱某，是一名医务工作者，还是一名在十几年前就被判只有 3 个月生存期的肿瘤患者。由于肠癌透过肠壁发展，没有先兆症状，待她发现时已延误了最佳治疗时机，手术后病理报告为降结肠溃疡型腺癌（低分化 C 期），盆腔、网膜、淋巴都有转移。由于肿瘤广泛转移，手术难度大，当时只摘除了一个大肿瘤及腹腔内淋巴，术后的人造肛门因无括约肌的控制，常常污染身上，连床上也到处是排泄物，肛门袋一天换好几个都不顶事。化疗的毒副作用使她浑身无力，白细胞降至 $1.0 \times 10^9/\text{L}$ 左右，面对这一切她不敢与人交流倾诉，生不如死，度日如年。

她在医务界干了 30 多年，看过多少生老病死；目睹过山洪暴发，卷走人畜，淹没房屋和桥梁；见过地震后的废墟；参加过火车与卡车相撞后伤亡人员大抢救。她从不惧怕死亡，她明白生死是人生的自然规律，但她心中有诸多不甘，不甘喝不到女儿的喜酒，不甘走在老人的前面，不甘没过 60 岁女人的第二春，不甘让老公失去伴侣！

这时，她开始服用系列抗癌中成药，服用三个月后化疗的不良反应消失，相关肿瘤标志物也完全降下来了，接近正常范围，她饭吃得下了，觉睡得着了，体重增加了 30 多斤，白细胞一直保持在 $5.0 \times 10^9/\text{L}$ 左右。接着，她又做了回纳手术，告别了挂肛门袋的苦日子，回归了社会。

朱女士的康复过程说明，由于肿瘤发现时已经大面积转移，单靠手术是无法完全清除的，单靠化疗也不可能取得好的疗效。只有树立整体观念，坚持中西医结合，提高免疫功能，杀灭癌细胞，才能使身体恢复正常的状态，保障回纳手术进行，告别挂肛门袋的苦日子，走向正常的生活。

二、 接力治疗防止癌魔卷土重来

（一）黑龙江肺癌患者

1998 年 5 月，刚刚 27 岁的黑龙江省安达市任民镇的农家妇女孙某，被黑龙江省肿瘤医院确诊为肺癌。肺部发现三处肿块，医生说不宜进行手术治疗。由于爱人下岗后每天打零工只能挣上 10 多元钱，家里困难。因为没有钱，患者不得不放弃继续化疗出院了，这就意味着选择了死亡。可她还是不甘心，于是她悄悄地给通化长白山药物研究所写了一封救助信，诉说了自己贫困的家境和绝望的心情，没想到很快便收到了系列抗癌药。用药四个疗程后，经 CT 复查发现三处肿块完全消失，体重由用药前的 50 公斤增加到了 61 公斤。

我认为，恶性肿瘤是一类全身性疾病，病灶与机体之间存在着对立统一的关系，肿瘤的发生、发展与机体的抗癌能力相互制约，互为消长。肿瘤的转移是一个多步骤连续性的主动过程，这就需要患者在康复阶段有长期抗癌的思想准备，有的甚至需要终生抗癌。在进行正规治疗之后，一定要抓紧进行抗复发转移的接力治疗，以消灭正规治疗后残存的癌细胞，抑制原来未能发现的肿瘤的进一步发展。一般来说，肿瘤经治疗临床症状消失以后，还要坚持5年以上的抗复发转移治疗，针对肿瘤患者不同的情况，采用系列抗癌中药进行综合治疗。十八年来，孙某每年都要到医院进行一个月的接力治疗，常年服用参威口服液等防癌药品，目前她的身体状况良好。

孙某康复后，用一颗感恩的心回报社会。她在家里安上了"爱心热线"，与一万多名肿瘤病友进行"话疗"，并到省红十字会签订了自愿捐献眼角膜协议，成为首届彩丝带志愿者标兵，她还光荣地加入了中国共产党。

（二）河北直肠癌、乳腺癌患者

河北燕郊李某，1991年，因遭受农业大棚受灾的突然经济打击病倒了，得了直肠癌。她选择了没有造瘘的局部手术方案。为了尽快还清债务，她术后3天就出院了。第6天上班经营一家民营幼儿园，边治疗边创收。她每次都是流着泪做化疗，而后还要笑着面对那上百儿童和老师。几年后，她从吉林省来到北京郊区立项进一步发展少儿科教项目。她注重质量，总结出了一整套学幼衔接中切实可行的欣赏式幼教方法，取得了很好的社会效益和经济效益。

可是这时，她又病倒了，经医院检查得了甲状腺癌。她决定采用系列抗癌系列中药进行治疗。四个月后，她得以康复了。她努力经营着幼儿园，还清了上百万元的债务，也改善了自己和家庭的经济状况。一个带瘤之身能创造出这样的业绩和上千万的资产让她感到欣慰。不幸的是，李某在六年前又查出乳腺癌，经过北京振国中西医结合肿瘤医院的治疗，她又获得了新生。

我认为，肿瘤发生复发转移的主要原因是肿瘤患者经过手术、放疗、化疗治疗后，体内还有部分残余癌细胞毒素没能被清除干净；放化疗的毒副作用损害人体各个系统功能，造成人体免疫功能低下，自身的"肿瘤免疫防御系统"受到抑制，此时，"邪"盛于"正"，残余癌细胞便有机会"死灰复燃，卷土重来"，发生复发或转移。这是由肿瘤本身的特性所决定的。肿瘤的复制增殖快，只要患者的免疫力低下，那么就存在肿瘤复发和转移的危险性。临床实践中我们发现，患者通过医院常规治疗后，许多人认为就可以高枕无忧了，其实不然，即使在康复期肿瘤的复发和转移率仍然很高。所以，肿瘤的治疗应当是一个长期的过程，甚至要终生抗癌。李某认真总结了自己的教训，按照医院的治疗方案，坚持每年到医院进行一个月的接力治疗，如今她各项指标都正常。

（三）天津舌癌患者

1995 年 12 月，天津患者丁某经医院活检诊断为"舌部鳞癌"，当月做了切除手术，并接受了放化疗。此后每年春秋两季都要做两个疗程的放化疗，每次放化疗，她都感到难受极了——恶心呕吐、掉头发、吃不下东西、身体乏力、一点精神都没有。当时，她真有点轻生的念头。2002年9月，复查发现舌癌复发，于是又住进医院，做了第二次手术，10月初出院。经过这一折腾，她的身体很虚弱，站不稳，走路眼前冒金花，吃不好睡不安。由于之前她亲身体会到放化疗造成的痛苦，说什么她也不再放化疗了。她决定采用系列抗癌中药进行治疗，治疗后她的第一感觉是饭量增大，睡觉香了，身上特有劲儿，精神也好了。三个月后她去医院复查，给她做手术的大夫又惊又喜地说："真没想到这么短时间，你康复得这么快，这么好，真是少见。"现在她服药十多年了，身体情况一直很好。丁某说："每次复查，大夫都说恢复得很好，最主要的原因是长期使用中药增强了机体免疫力，减少了许多放化疗造成的痛苦，延长了生命，相比之下，也省了很多的医药费，使我轻松地走上了康复之路。"

我认为，免疫功能低下是患者在康复期导致肿瘤复发转移的首要因素。人体的免疫系统每天要消灭成千上万的肿瘤细胞，但如果人体的免疫功能低下，就会有大量的肿瘤细胞存活下来，逐渐导致肿瘤的复发和转移。尤其是康复期的患者，在放化疗后，免疫功能进一步下降。中药能够提高机体的免疫功能，使人体自身抗肿瘤的能力增强。我们在临床应用中发现，中成药参威口服液和人参、黄芪、黄精、白术、鹿茸、灵芝、地黄、旱莲草、五味子、菟丝子等，不但能提高细胞免疫功能，而且能使淋巴细胞的数目上升。通过提高细胞免疫功能，发挥对进入循环的癌细胞的免疫监视作用，同时提高 T 淋巴细胞的攻击能力，使癌细胞失去转移能力而崩解。另一方面，补益类中药的生物反应调节作用，可诱导细胞因子、肿瘤抑制因子的释放，促进淋巴细胞转化，提高机体杀伤肿瘤细胞的能力，从而在运转中消灭癌细胞。

英国卡迪夫大学医学院研究也证实，中药可有效抑制肿瘤细胞侵袭转移，从而对乳腺癌、肠癌、前列腺癌、肺癌、胃癌和骨肉瘤等肿瘤细胞的黏附和迁移起到明显抑制作用，有效控制肿瘤的病变发展。

（四）广东卵巢癌肺肝多处转移患者

钟某，57 岁，广东佛山市人，是一名小学教师。2005年 11 月经中山大学肿瘤医院确诊为卵巢癌，上锁骨、肺、肝脏转移。卵巢手术后经过 5 次化疗，效果不理想，因身体状况差难以承受继续化疗，中山大学肿瘤医院医生建议到振国医院进行中西医结合治疗。2006 年 3 月开始行中西医"冲击疗法"治疗三个月，CT 检查提示上锁骨、肺上转移病灶完全消失，肝脏转移灶较治疗前缩小 2/3，并出现钙化，效果非常明显。治疗方案改为每天口服药物，每半年进行一个月的注射液治疗，坚持治疗两年，期间每半年复查一次，结果都正常。治疗三年后改为口服药巩固治疗，至今已满 8 年，目前患者身体一切检查均提示正常，每天做家务、参加户外锻炼，和正常人一样愉快地生活。多年来，主动将自己与肿瘤抗争的故事和心得无私地与身边的病友分享，帮助许多人获得了新生。2011 年 5 月参加了"全国彩丝带爱心传递"活动，并成为"彩丝带爱心传递志愿者标兵"。

钟女士的病例说明，一直坚持服用系列抗癌中成药，有效地避免了残余的肿瘤细胞卷土重来。从这个意义上讲，对肿瘤的全程治疗要保持常态。

三、 心理治疗利于康复

（一）湖南胰腺癌患者

今年 80 岁的湖南大学原副校长，博士生导师孙某，1998 年 5 月，经 CT 检查发现胰腺体尾交界处有 2cm×2cm 的"占位性病变"，6 月 11 日在湘雅医院切除了部分胰腺和脾脏，病理切片诊断为"胰腺低分化腺癌"。1999 年开始，在医生的指导下，他一直服用系列抗癌中药，现在他健康幸福地生活着并且为社会发挥着光和热。

孙某说："我之所以能够康复，除了坚持正确的治疗以外，最重要的是我始终有一个好的心态，积极乐观地对待疾病，我还有没有做完的工作，我还有追求。"从 1999 年到 2006 年 70 岁前，他每个学期都为博士生和硕士生上一门课，培养了一批博士和硕士研究生，并担负了一些教学改革和科学研究的课题。从 2000 年开始，学校开始为迎接教育部组织的本科教学工作水平评估做准备，作为校教学督导团团长和学校自评专家组的负责人之一，他担负了许多比较繁重的任务。终于在 2005 年，在教育部组织的评估中，湖南大学获得了优秀的评价。

他在 2001 年获得了湖南省教学成果一等奖；2004 年被评为湖南大学优秀共产党员和湖南省普通高校优秀共产党员；2005 年底，通过全校学生不记名投票，他被评选为湖南大学首届 10 名"我心目中最敬爱的老师"之一；2006年，还获得了湖南省科技进步二等奖。

相关研究资料证实，下丘脑在心理因素对肿瘤的影响中起着重要作用。肿瘤患者的积极情绪可以有效地调节机体神经内分泌系统的功能，从而抑制或延缓肿瘤的发展，有利于各种综合性的康复治疗措施更好地发挥治疗作用，取得良好的治疗效果。此外，相关研究还证实，情绪可以影响免疫功能。肿瘤患者的良好心理状态，还可以通过中枢神经的调节而增强机体的免疫功能，纠正机体的免疫缺陷，减轻或阻止放疗、化疗所引起的免疫功能抑制，提高机体的抗肿瘤免疫能力，促进肿瘤患者的康复。

孙某的康复使我们体会到，如果患者用积极的心态面对肿瘤和常人一样有所追求，不但能够实现自身的价值，也有助于走向康复。

（二）辽宁胃癌患者

　　辽宁鞍钢集团化工总厂原总经济师、高级工程师王某，79 岁。2001 年，病理诊断为胃中分化腺癌，侵及深肌层，淋巴结有两组转移病灶。手术切除胃三分之二，摘掉两组淋巴转移灶，术后又进行了半年共计六次的化疗。化疗期间，服用系列抗癌中成药，起到了较好的减毒增效作用。由于年老体弱，十五年来患者一直服用系列抗癌中成药，每年体检一切正常。为了回报社会，他怀着一颗赤诚感恩的心投入到彩丝带爱心传递的工作中，和大家一起走上群体抗癌之路。他和病友们一起自编自导自演了一些文艺节目和户外活动，如唱歌、跳舞、模特表演、摄影、野游并定期组织康复游。在演出中，他和四位平均年龄 70 多岁的老人跳起了天鹅舞，他们从鞍山电视台跳到辽宁台、中央台，最后跳到上海东方卫视参加了中国达人秀总决赛，并获得 2013 年首届全国肿瘤彩丝带志愿者达人秀大赛三等奖！

　　我们在王某的病例中看到，他经过了手术、化疗、中医药治疗，最后走向康复。但是，我感到，还有一个不能忽视的因素，就是他积极乐观地坚持群体抗癌。一些患者常常因为患有肿瘤而感到前途渺茫、失望消沉、沮丧孤独、精神抑郁。通过群体抗癌，把肿瘤患者组织起来，一起游览、一起自娱自乐、一起交流康复体会、一起搞公益活动，既消除了患者的心理障碍，锻炼了身体，又实现了自身的价值，在患者的康复中发挥着重大作用。

四、 不容忽视的遗传因素

北京有位乳腺癌患者，家住北京市朝阳区管庄乡东会村的刘某，今年 57 岁。2003 年 8 月发现左乳上方有一个硬块，在医院接受了左乳全部切除术。术后，医生让她做放化疗，她坚持没有做。因为她看到许多患者放化疗后效果不是太好，有的病情反而加重了。她对此有亲身的感受，她家有 5 位亲人死于肿瘤。首先是三嫂 34 岁死于卵巢癌，1985 年父亲 74 岁死于膀胱癌，2001 年大哥 63 岁死于肠癌，姐夫 61 岁死于食道癌转移到肝，二哥在 69 岁时死于结肠癌。他们均经过了手术、放化疗，从发病到病逝短的只有半年多。在这种情况下，她开始服用系列抗癌药，寻求用中医药来防治肿瘤复发转移。近几年，她还坚持每年到医院进行一个月的接力巩固治疗。现在，她已经康复 13 年了，并且和正常人一样愉快地生活。她积极参加公益活动，并在影视剧中担当群众演员，成为"彩丝带志愿者标兵"。

通过刘女士家庭出现多个肿瘤发病的情况分析，肿瘤的发生可能跟个体遗传基因错乱与环境中致癌物质相互作用有关。某些肿瘤有家族聚集性和遗传易感性，就是说有肿瘤家族史的人比一般人患肿瘤的机会要高。对于有遗传基因和有肿瘤家族史的人，要积极进行预防肿瘤的宣传，落实预防措施，定期检查，及早处理与肿瘤有关的疾病。如乳腺癌有明显遗传倾向，特别是直系亲属间遗传的可能性很大，一般来说，如果母亲得乳腺癌，女儿得乳腺癌概率要比其他女性高出 2～3 倍。有家族史的女性，乳腺健康检查需提前到 30 岁左右，一般 35 岁以前以 B 超检查为主，35 岁以后进行钼靶摄片。

肿瘤与遗传的关系密切，不过也不需要太过恐慌，肿瘤的发生是多因素共同作用的结果，包括内因和外因，内因指的就是遗传基因方面，其对肿瘤发生的贡献程度占到 30% 左右；外因包括生活方式（占 60% 左右），社会、医疗和自然条件（占 10% 左右），可见遗传因素对肿瘤的贡献程度并不是主要的，我们更多的应该是关注外因。

另外，随着社会进步，特别是世界人类基因组计划的完成，通过基因检测手段完全可以实现肿瘤的早期筛查，做到早发现、早治疗，提高生存率。

五、 警惕少年儿童患肿瘤

程某一家是生活在河北秦皇岛农村的普通家庭，有一个漂亮可爱的女孩儿，过着美满幸福的生活。可是就在2008年2月，一个天大的不幸降临在这个家里。四岁的程某眼眶长了个肿块，北京武警总医院手术后确诊为"眼眶恶性肿瘤"和"白血病"两种病，家人们这时感觉天都塌了，全家以泪洗面。经过两个疗程的化疗后，孩子已经不成人样了。在第三个疗程还没结束时，又转移到局部淋巴结了。家人们抱着最后一线希望来到北京振国肿瘤医院住了院，经过中西医结合冲击疗法，奇迹出现了，鸡蛋大的肿瘤居然经过21天的治疗全部消失，一个月后各项指标恢复正常，家人们终于看到了光明和希望！

现在，孩子康复已经八年多了，已经是五年级的学生了。孩子身体恢复得很好，每天都生龙活虎的。不仅学习排在前三名，而且每天带着爱心上学：哪个同学忘记带笔、本子的，她都会主动地借给同学；哪个同学口渴了，她会把自己每天带的水杯送到同学手中；做值日时她都是照顾坐校车赶时间的同学让他们先走，自己最后一个做完值日走出校门。每一年程某都会得很多奖状，老师写给她的评语是："你是个懂事、乖巧、有责任感、有爱心并积极向上的好孩子，不仅常常帮助同学们，还能带动同学们学习的积极性，是一个品学兼优的好学生，更是一个合格的优秀班干部。老师很欣慰！"

为了报答医院的救命之恩，她的父母带着她参加了彩丝带志愿者爱心传递活动，并光荣地成了"彩丝带爱心志愿者先进家庭"。他们把女儿看病的真实经历和感想分享给肿瘤患者们，以免他们走弯路；对患者打来的咨询电话，他们总是热心解答，帮助病友调整心态，战胜病魔。

　　通过程某的病例让我们体会到，肿瘤也正在侵蚀着孩子们的生命健康。据统计，恶性肿瘤已成为导致儿童死亡的第二大原因，仅次于意外死亡。尽管危害如此之大，但公众对儿童肿瘤的知晓率非常低。有的患儿家长在自己的孩子患病之前，都没有听说过儿童也会患肿瘤。儿童肿瘤主要分实体肿瘤和血液肿瘤两大类，最常见的血液系统肿瘤为儿童白血病。流行病学调查发现，如果孩子的父母长期接触某些化学物质，如油漆、石油产品、溶剂、农药等，尤其是母亲在妊娠期接触电磁、离子辐射等，会使发育中的胎儿受到损伤，从而增加孩子发生恶性肿瘤的可能性。环境污染、辐射污染、生物污染是小儿肿瘤的主要根源。新居装修、新置家具、各种辐射、汽车尾气等不良刺激对原本免疫力相当低下的婴幼儿的危害往往会比成人严重。因此，要加强环保意识，避免接触污染物，让你的宝宝在阳光下、绿化中茁壮成长。

结语

　　以上这些肿瘤治疗的病例告诉我们：肿瘤并不可怕，只要患者有信心、家人有爱心、医护人员有责任心并采取科学有效的全程治疗方法，肿瘤是可以战胜的。同时，营造一个好的社会环境，坚持群体抗癌，患者之间经常不断地进行"话疗"，积极参加各种公益活动，互相鼓励，交流心得，就能创造一个个生命奇迹！

第六章

肿瘤的预防

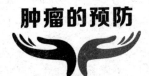

世界卫生组织公布的数据显示，到 2020 年前，全球肿瘤的发病率将增加 50%，即每年将新增 1500 万癌症患者。如果不加以干预，到 2030 年，因肿瘤而死亡的人数将增至 1320 万。而且，全球 20% 的新发肿瘤患者中有 24% 的肿瘤死亡病例在中国（2016. 10. 08《中国经济网》转载《经济日报》）。这些数字看起来有些严峻，但事实上，肿瘤可防、可控。

一、 肿瘤预防的依据

早在数千年前《黄帝内经》就有"上医不治已病治未病"的精辟论述，提出了预防胜于治疗的思想。而当今的时代又是重视预防的时代，有不少疾病已被各种预防手段所控制甚至消灭。在人类征服肿瘤的道路上，预防同样是至关重要的。现代医学已证实，肿瘤不但可以治疗，而且是可以预防的。

世界卫生组织（WHO）癌症顾问委员会曾在 1981 年就指出："如能采取正确的措施，利用足够的资源，并持续开展有目的性的研究工作，在现有的各种癌症中，三分之一是可以预防的。"通过医学家和生物学家长期不懈的努力,目前已经了解了许多引发肿瘤的因素,从肿瘤病因学和流行病学的研究中也揭示了一些肿瘤的病因和发病机理。赵晓菊在《肿瘤与环境关系的研究》文中指出,80%的肿瘤与各种环境因素有关。因此,当引发肿瘤的环境因素一旦被发现和认识之后,避免或减少这些因素的工作,在肿瘤发生、发展的漫长时间内是完全有可能做到的,而且越早越好,这一点在职业性肿瘤的预防上体现的最为明显。以 X 射线为例,在医用 X 射线应用的初期,由于防护不足,接触放射线过多,放射科的工作人员得皮肤癌的较多,以后通过加强各种防护措施,其皮肤癌的发病率大大降低。

随着医学的发展,对肿瘤病因学研究的不断深入,科学家们发现了更多的环境致癌因素,这为我们有针对性地进行肿瘤预防提供了明确的依据。

虽然相当一部分肿瘤可以预防,但要真正做到彻底的预防也并非易事。在我们的周围环境中存在着许多可致癌的因子,单是化学致癌因子,目前发现的就有约六千多种。各种致癌因子随时都可能会作用于正常人体细胞中的原癌基因,使平常处在被控制的、不表达状态下的原癌基因失控,致使细胞发生突变而形成肿瘤。由于这种肿瘤发生的多因素性和多层次、多环节性,加之许多病因病机尚不十分清楚,使肿瘤的预防工作存在很多的困难,一些预防措施也免不了存在着一定的盲目性。而这些也正是我们目前所面临和亟待解决的重大课题。相信随着科学技术的发展和进步，这些困难和课题不久便会被攻克。

如果 20 世纪医学成就之一是阐明了肿瘤是完全可以预防的话，那么 21 世纪将是人们行动起来自我防癌的新时代。没有一个人能够保证自己不患癌，也不可能出现一个无癌的社会。但每个人都可以有信心自我防癌，依靠自己的知识、才智和毅力，选择最佳的生活方式，排除和避免可能引发癌症的种种因素及风险，承担起推行健康的责任，用科学的方式实现不患癌的愿望，用知识来拯救生命。

二、 肿瘤的高危人群

肿瘤的高危人群是在流行病学范围内，指那些有发生肿瘤的高度危险的人群。也就是说，在肿瘤的高危人群中发生肿瘤的可能性远远高于一般人群。高危人群的界定是相对的，不同的肿瘤，不同的地区，其高危人群可能有很大不同。例如乳腺癌，在从未生育或首次妊娠在 35 岁以后，寡居妇女，有良性乳腺疾病的肥胖妇女以及母亲或姐妹中有患乳腺癌者，均属乳腺癌高危人群；多年吸烟的男性老年人，对于肺癌来说即是高危人群；再如肝癌的高危人群在我国是以乙型肝炎病毒感染者为多，而在日本则已考虑将曾有输血史的丙型肝炎病毒感染者列入高危人群中。

预防肿瘤应设置重点，肿瘤的预防重点应当是易患肿瘤的那些高危人群。在肿瘤的普查和筛检工作中，高危人群的界定显得尤为重要。对所有的人（自然人群）进行普查固然理想，但目前尚存在许多实际问题，比如需投入可观的人力、物力和财力。由于耗费与效益的矛盾突出，也就使得这种普查难以实施。肿瘤高危人群一般只占自然人群的一小部分，然而绝大多数肿瘤发生在这一小部分人群中。对肿瘤高危人群进行普检和预防系近年来的趋势，它行之有效，经济现实。

一般来讲，肿瘤的高危人群可以包括以下几组人群。

1. 中老年人群：尽管肿瘤可能发生在任何年龄，但肿瘤发病高峰在 50 岁以后，肿瘤发病风险随年龄增加而增大。65 岁的老年人患肿瘤的机会约是 25 岁年轻人的五十多倍。50 岁以上的人群中，约 10%～20% 的疾病是肿瘤。因此，50 岁以上的人，应视为肿瘤危险人群。定期体检可以早期发现肿瘤。

2. 接触致癌物质的人群：这主要是指职业肿瘤，如放射线工作者、铀矿及反应堆工作人员、石棉工人等。在致癌物质环境中工作的人若吸烟、饮酒，势必加重致癌物质的刺激。这一类人一定要定期检查，加强劳动保护，必要时可调换工种及工作。

3. 遗传因素造成的高危人群：肿瘤的发生跟个体遗传基因错乱与环境中致癌物质相互作用有密切关系。某些肿瘤有家族聚集性和遗传易感性，也就是说有肿瘤家族史的人比一般人患肿瘤的机会要高。对于有遗传基因和患肿瘤家族史的人，要积极进行预防肿瘤的宣传，落实预防措施，定期检查，及早处理与肿瘤有关的疾病。

4. 治疗后的肿瘤患者：如果没有得到根治，肿瘤还会复发或转移，肿瘤患者中相当一部分患有重复癌，而且肿瘤患者身上还可能存在许多癌前病变，不断恶变出现新的病灶。因此，对肿瘤患者必须予以重视，进行综合治疗消灭亚临床病灶，防止复发转移。治疗后要定期复查随诊，以便早期发现新的病灶或另一种肿瘤。

5. 有癌前病变的患者：肿瘤发病之前，可能发生某种良性疾病，最终在致癌因素作用下演变为肿瘤。应当了解和防治这些癌前病变，制止癌前病变的演绎。预防肿瘤在临床上应当重视这一类人群，因为他们之中有一部分可能会成为肿瘤患者。

三、 肿瘤的预防措施

恶性肿瘤的预防可分为三级预防措施：一级预防措施是鉴别、搞清病因，消除危险因素，提高机体防癌能力，防患于未然；二级预防措施是筛检癌前病患或早期肿瘤病例，做到早发现、早诊断、早治疗，防患于开端；三级预防措施是对已患癌症的患者，提高治疗率、生存率、康复率和生活质量，减少其并发症，防止致残，以及减轻由肿瘤引起的疼痛。

以上三级措施是预防肿瘤的三道防线。第一道防线是人人所期望的，减少生癌机会，提高自我保健能力。第二道防线是已经生癌者，使他们早一点发现并及时得到诊治。越早治疗，治愈的机会越大。第三道防线是提高肿瘤患者的生存率和生存质量。三项任务缺一不可，相互联系，构成预防肿瘤的全貌。

实现一级预防的主要方法包括：确定并消除环境中的致癌物质和危险因素；进行抗瘤疫苗的接种；应用化学预防剂；纠正不良生活习惯；改善饮食营养结构；增强体质，提高防癌能力等。目前一级预防存在的问题是导致肿瘤的许多病因尚不清楚；鉴定致癌剂的方法不够先进；抗瘤疫苗和化学预防剂尚处在研究阶段。

实现二级预防的主要方法包括：广泛进行肿瘤的筛检普查；对肿瘤高危人群实行监测；提高早期诊断能力；对癌前病患尽早根治等。二级预防目前存在的问题是实施大面积的监测和普查投资较大；肿瘤的亚临床期较短；筛检方法不够敏感等。

实现三级预防的主要方法包括：研究并制订合理的治疗方案，进行全面的康复、护理指导，加强功能和体力锻炼，合理安排生活起居和饮食，镇痛等。三级预防目前存在的问题是临床仍缺乏有效且不良反应小的治疗方案，各级医疗水平相差悬殊，正规而全面的康复指导不够等。

预防肿瘤的方法包括如下 3 点。

1. 积极开展宣传，普及防癌知识，做好普查和自我检查。加强大众性的防癌知识普及宣传工作，使人们对肿瘤有一个正确的认识，懂得早期发现、早期诊断、早期治疗的重要性，了解肿瘤的发病原因和致癌因素，掌握常见肿瘤的早期征象、警号和其发生发展规律，对肿瘤高发区的群众及肿瘤高危人群应开展有组织、有计划地防癌普查工作，实施严密监测，指导群众进行经常性的自我检查。若发现有可疑情况应及早就医，教育群众树立无癌早防，有癌早治的观念。

2. 改进生活习惯，改善周围环境，努力消除或避免致癌因素。在我们每个人日常生活中常常会有意无意地接触到一些可能引起肿瘤的危险因素，所以重视培养良好的饮食习惯及生活方式是非常重要的。如饮食多样化，不偏食，多吃维生素含量丰富的食物，多吃新鲜蔬菜和水果，控制脂肪的摄入，不吸烟，不嗜酒，不吃霉变食物，少吃或不吃腌制或熏烤的食物，不吃过烫饮食，不暴饮暴食，注意饮食卫生，不吃被污染的不洁食物，避免接触生活中有毒有害物质，注意厨房通风，不滥用农药、杀虫剂等，不要长期在烈日下暴晒，提倡晚婚和计划生育，注意性道德、性卫生等。加强环境卫生监测，对于周围环境，如水源、大气、土壤等的污染应积极防止和治理，对长期接触有毒有害物质的工作人员需做好职业劳动保护，尤其是从事化工、制药、印染、冶炼、采矿、制革、核放射等行业的工作人员，在工作时应尽量避免接触有毒有害物质。

3. 积极防治癌前病变。有不少恶性肿瘤很可能是在一些慢性疾患或良性肿瘤的基础上经过某些致癌因素的刺激而引起的。尽管癌前病变不一定都会演变成癌，但及时合理的治疗这些病变对预防肿瘤的发生有着十分重要的意义。如皮肤、黏膜的白斑，溃疡，糜烂，瘘管，黑痣，结节，角化症等；口、唇、舌等磨损，擦伤，裂痕，增生等；消化道的溃疡，息肉，炎症等；子宫颈糜烂，撕裂，息肉，炎症等；另外还包括乳腺囊性增生，乳腺导管乳头状瘤，卵巢囊肿，葡萄胎，隐睾，包茎，病毒性肝炎，肝硬化等；对于这些疾患都应积极预防，尽早治疗。

我们选取 2010～2015 年振国集团全国各地门诊慢性萎缩性胃炎等疾病引起的高级别胃上皮内瘤变重度异型增生病例。所选择病例基本具备慢性胃病所固有的消化道症状，经胃镜检查胃黏膜活检，病理明确诊断。并且常规查体，已经排除心、脑、肝、肾等脏器严重损害的病例。

患者自愿接受中药治疗，将患者分为两组。联合治疗组，复方天仙胶囊（由吉林通化振国药业有限公司提供）3粒，每日 3 次饭后口服，白花蛇舌草注射液（由吉林通化振国药业有限公司提供）20mL，每日 3 次饭后口服。对照组，复方天仙胶囊 3 粒，每日 3 次饭后口服。两组患者每个疗程 20 天，疗程结束以后停药 7 天再进行下一个疗程，三个疗程结束后复查心电图、肝肾功能，胃镜胃黏膜活检病理诊断，并评价逆转胃上皮内瘤变的疗效。

疗效判定：我们采用北京大学出版社出版的《外科病

理学（2010 年版）》中的评价标准。有效即胃黏膜组织由高级别上皮内瘤变组织形态降低为低级别上皮内瘤变组织形态。逆转即胃黏膜组织由高级别上皮内瘤变转变为正常组织形态。无效：原有的组织形态没有改变。总有效率 = 有效例数 + 逆转例数。用统计学软件 SPSS18.0 进行统计学处理。

联合治疗组共计 86 例患者，有 79 例高级别上皮内瘤变转变为正常组织形态，有 5 例由高级别上皮内瘤变组织结构降低为低级别上皮内瘤变组织结构。单用复方天仙胶囊治疗组 92 例患者，有 58 例高级上皮内瘤变转变为正常组织形态，有 29 例由高级别上皮内瘤变组织结构降低为低级别上皮内瘤变组织结构。

表 6 - 1　两组病例疗效对比

项目	有效 [例（%）]	逆转 [例（%）]	总有效率 [例（%）]
联合组	5（5.81）	79（91.86）	84（97.68）
单用组	29（31.52）	58（63.04）	87（94.57）

两组对比结果提示，两组的逆转率之间有显著统计学差异（P < 0.01），总有效率之间未见显著统计学差异。本研究提示，联合治疗组患者逆转疗效高于复方天仙胶囊单用组，其原因可能与联合应用白花蛇舌草提高了胃病变局部或血液中白花蛇舌草药物浓度有关。全部研究患者在用药期间没有不适感，未见心、脑、肝、肾损害和其他不良反应。

　　按照国际公认的胃癌前病变，主要是指慢性萎缩性胃炎等一类与胃癌相关的良性疾病引起的胃黏膜上皮内瘤变。临床上将其分为胃高级别上皮内瘤变和胃低级别上皮内瘤变，上皮内瘤变组织处于正常组织与癌组织中间的不稳定状态，高级别上皮内瘤变的重度异型增生即可进展为胃癌。近年来，癌前病变与胃癌的因果关系已经达成临床共识，积极治疗胃高级别上皮内瘤变和原发疾病，逆转病理形态，成为预防胃癌发生的重要环节。目前，胃癌前病变治疗方法较多，疗效不一，患者的依从性也有很大的差别。探讨无创、方便、价廉、效优、无毒副反应、依从性好的治疗方法是临床医学未来趋势。

　　应用复方天仙胶囊联合白花蛇舌草逆转胃癌前病变的临床研究，为治疗胃癌前病变提供了一项新的方法。复方天仙胶囊由天花粉、威灵仙、白花蛇舌草、人工牛黄、龙葵、胆南星、乳香、没药、人参、黄芪、珍珠、猪苓、蛇蜕、冰片、人工麝香制成，具有清热解毒、活血化瘀、散结止痛的功效。现代医学研究复方天仙胶囊具有提高机体免疫机能、抗菌、抗病毒、促进慢性胃炎溃疡愈合、治疗实体瘤和预防肿瘤复发转移等作用，尤其是对消化道肿瘤尤佳。白花蛇舌草性味微苦、甘、寒，入胃、大肠、小肠经，具有清热利湿，解毒消痈的功用。两种药物都具清热解毒，活血化瘀，散结止痛的功效，联合应用符合辨证与辨病相结合的临床治疗原则，又体现了现代医学用药协同的原则。经过我们对 178 例患者的临床观察证明，该项研究高级别胃黏膜内瘤变的完全逆转率为91.86%，高于其他疗法所报道的数据。并且该治疗方法简单，服药后没有任何不适感，患者容易接受，药价低廉，对胃癌的早期预防具有临床意义，值得推广应用。

美国"网络医学博士"网站近日刊出美国癌症协会专家总结出的"男人和女人最容易忽视的16个癌症症状"，提醒大家要抓住癌症的蛛丝马迹。这16个前兆中，男人和女人各自应注意的分别为2个，都应该注意的共有12个。

男人应该注意的有如下2个。

（1）睾丸变化：睾丸癌多发年龄段为20~39岁。男性每月应自我检查睾丸情况，包括睾丸大小变化、出现明显的肿大或缩小、阴囊内出现包块、阴囊坠痛感等，有问题应及时就医。特别是感到阴囊坠胀，感觉里面像是放了一个煤球，并持续一周以上，要马上找医生诊断。这是睾丸癌最典型的前兆，需要进行血液检测和阴囊超声检测。

（2）小便问题：随着年龄增加，男性小便问题日渐普遍，尿频、尿急或尿不尽较常见。如果症状加重，特别是小便有强烈的紧迫感，应警惕前列腺癌。通常应做直肠指检，医生会告诉你是否前列腺肥大，它是前列腺癌的主要症状。

女人应该注意的有如下2个。

（1）腹胀：很多女性认为腹胀极为常见，不必大惊小怪。但是，这可能是卵巢癌的症状。腹部持续肿胀、有压迫感及疼痛、肠胃不适，出现进食困难或极易有饱腹感，持续数周，都可能是卵巢癌的征兆。

（2）不规律出血：月经周期之间的阴道异常出血及大小便出血很容易被女性忽视。它们很可能是妇科一种常见癌症——子宫内膜癌的一大征兆，有至少 3/4 的女性有此征兆后，被检查出患上子宫内膜癌。而大便出血则可能是结肠癌的征兆。

男女都应该注意的有如下 12 个。

（1）乳腺肿块：乳腺癌不是女人的专利，男女都该积极预防。女性如发现乳房皮肤发红、有肿块，就要分外当心。尤其是乳房出现皮疹，并且持续数周不退，必须检查。非哺乳期的女性，乳头凹陷，并且常常流出液体，也是不好的信号。对于男性来说，如果乳房皮肤起皱、乳头收缩或不对称、乳头大小和形状改变、乳房红肿、出现硬块等，都是乳头发炎的表现，也是乳癌的症状。这种乳房肿块一般不疼，但会逐渐变大。

（2）疼痛：随着年龄增加，身体疼痛会增多。但是身体某部位莫名出现疼痛并持续一周以上时，应尽快查明原因，因为无缘无故的疼痛可能是癌症征兆。比如，长期腹痛是大肠癌的症状，胸部疼痛可能是肺癌引起的，骨头酸痛则可能是癌症转移的症状。胰腺癌会表现在上腹区，如脐周或右上腹出现顽固性钝痛或绞痛，可阵发，也可呈持续性，通常会逐渐加重，向腰背部放射。

（3）淋巴结变化：不管身体哪个部位，尤其是腋窝或颈部出现淋巴结肿大，切不可掉以轻心。如果淋巴结持续增大，超过 1 个月，则很可能是乳癌或脑癌的症状。

（4）发热：发热一般由流感、肺炎或其他炎症所导致，然而，不明原因的发热就可能是危险征兆了。美国癌症协会表示，癌症扩散至身体其他器官时，通常会导致发热。淋巴瘤、白血病等血癌也有发热症状。淋巴瘤在早中期会表现为持续低热，体温在 38℃ 左右，当合并感染时则可能高热。必要检查包括 X 光胸透、CT 扫描、核磁共振检查等。

（5）体重莫名降低：不用费劲就能减肥的确令人高兴，但是如果一个月内既没增加运动量，又没减少饮食，体重却莫名其妙下降10%，那就应该及时就医。体重急剧下降、厌食、反复腹泻和便秘是肺癌、胃癌、肾癌及大肠癌最常见的症状，对女性而言也可能是甲亢。

（6）持续腹痛且伴抑郁：如果腹部持续疼痛且伴有抑郁症状，极可能是得了胰腺癌。因为专家发现，抑郁与胰腺癌关系极大。其他症状还包括黄疸或大便呈反常的灰色。

（7）疲劳：一般来说，感觉疲劳，是肿瘤已有所发展的征兆，但对于白血病、肠癌和胃癌来说，可能发病初期就会感到疲劳。肿瘤导致的疲劳和普通疲劳有什么区别呢？美国癌症协会专家表示，普通疲劳休息一下就会消失，而癌症的疲劳不论怎么休息，都会觉得很难改善。

（8）咳嗽不止：如果莫名其妙地咳嗽持续不断，超过 3～4 周，就应该及时看医生，这有可能是肺癌或喉癌的征兆。

（9）吞咽困难：长期的吞咽困难，可能是喉癌、食道癌和胃癌的征兆，应该尽早接受 X 光胸透或胃镜检查。所谓吞咽困难，一般指进食时出现胸骨后疼痛、食管内有异物感，有人即使不进食，也会感到食管壁像有菜叶、碎片或米粒样物贴附，吞咽食物后会感到食物下行缓慢，甚至停留在食管内。

（10）皮肤变化：皮肤突然出现包块或色素沉着，并且变化明显，都可能是皮肤癌的征兆。观察几周后就应该立即就医。另外，无论年老年轻，一旦皮肤突然出血或者出现异常剥落，也应该去看医生。

（11）异常出血：便血除了痔疮外，很可能是肠癌的症状，必要时应该接受结肠镜肠癌筛查。40 岁以上的中老年人，除女性经期之外，如出现无痛尿血或排尿困难，应警惕膀胱癌或肾癌。肠癌除了便血以外，如果肿瘤生长在靠近肛门处，还可能出现大便变细、次数增多等症状，甚至引起大便困难。

（12）口腔变化：美国癌症协会指出，吸烟者要特别注意口腔及舌头上出现的白色斑块，这可能是口腔癌的前兆——黏膜白斑病。

4. 培养和调动自身的抗癌能力。机体内在因素在肿瘤的发生上起着重要的作用，为维护机体内环境的稳定与平衡，我们应注意培养乐观主义精神，保持心理健康，增强防癌抗癌意识，加强身体素质的锻炼，注意个人防护和保健，劳逸结合，提高自身的免疫功能和抗病能力。另外，用药物干预肿瘤生成的化学预防剂尚在研究之中，而采用中医中药的强身保健方法进行肿瘤的预防，也是应该被大力提倡的。平时常用红枣、枸杞子、白花蛇舌草煮水饮用，对预防肿瘤可起到一定作用。

四、 肿瘤标志物检查

肿瘤标志物（Tumor Marker）是反映肿瘤存在的化学类物质。它们或不存在于正常成人组织而仅见于胚胎组织，其在肿瘤组织中的含量大大超过在正常组织里的含量，它们的存在或量变可以提示肿瘤的性质，借以了解肿瘤的组织发生、细胞分化、细胞功能，以帮助肿瘤的诊断、分类、预后判断以及治疗指导。主要有以下几类：

1. 癌胚蛋白：在个体发育中，一些蛋白质只在胎儿期表达，但成年动物细胞发生癌变时，出现去分化现象，一些关闭的基因被激活，重新分泌胚胎时期特有的蛋白，称为癌胚蛋白。

甲胎蛋白（AFP）：正常成人血清中含量为 $5.8\mu g/L$ 以下，男性略高于女性。AFP 由卵黄囊及胚胎肝脏产生，在妊娠 5 个月时达高峰，出生时下降。胎儿出生后 1 年，血清 AFP 应降至正常成人水平。AFP 是原发性肝癌的最灵敏、最特异的肿瘤标志物，血清 AFP 测定结果大于 $500\mu g/L$ 以上，或含量有不断增高情况时，更应高度警惕。

癌胚抗原（CEA）：为存在于结肠癌及胚胎结肠黏膜上皮细胞的一种糖蛋白。由胎儿胃肠道上皮组织、胰和肝的细胞所合成，通常在妊娠前 6 个月内 CEA 含量增高，出生后血清中含量已很低下，健康成年人血清中 CEA 浓度小于 $2.5\mu g/L$。胃肠道肿瘤时因极性消失，CEA 反流入淋巴或血液而使血清 CEA 升高，当 CEA 高于 $20\mu g/L$ 时，则意味着可能有消化道肿瘤。

胰胚胎抗原（POA）：是一种糖蛋白，正常人群血清中小于 $7U/mL$。胰腺癌的 POA 的阳性率为95%，其血清含量大于 $20U/mL$，当出现肝癌、大肠癌、胃癌等恶性肿瘤时也会使 POA 升高，但阳性率较低。

2. 肿瘤抗原：肿瘤抗原是肿瘤细胞膜的结构成分，各不相同，为糖蛋白或糖脂，也叫糖类抗原。这类抗原是用单克隆抗体技术从肿瘤细胞系（株）中鉴定出来的，所以在特定肿瘤的诊断方面具有较高的准确性。

糖类抗原15－3（CA15－3）：由分泌性上皮细胞（如乳腺、肺、胃肠道、子宫的）分泌，正常人排泄物中也可检出。此抗原虽然没有器官和肿瘤特异性，在乳腺癌、肺癌、前列腺癌、卵巢癌和胃肠道癌中指标均有升高（大于 $30U/mL$），但可作为监测乳腺癌患者术后复发的最佳指标。在其他乳腺疾病和部分孕妇（约8%）中 CA15－3 也有升高。

糖类抗原19－9（CA19－9）：是一种糖脂，正常人血清中小于 37U/mL，85%～95% 的胰腺癌患者该项指标较高。手术切除肿瘤后，CA19－9 浓度会下降，如再上升，则可表示复发。结直肠癌、胆囊癌、胆管癌、肝癌和胃癌的阳性率也会很高，若同时检测 CEA 和 AFP 可进一步提高阳性检测率。

糖类抗原 12－5（CA12－5）：是上皮性卵巢癌和子宫内膜癌的标志物，正常人血清中小于 35U/mL。胰腺癌、肝癌、乳腺癌和子宫内膜炎，急性胰腺炎、腹膜炎、肝炎、肝硬化腹水也可使 CA12－5 升高，CA12－5 升高还与肿瘤复发有关。

糖类抗原 50（CA50）：抗原决定簇为唾液酸 Lea 血型物质与唾液酸－N－四氧神经酰胺。正常人血清浓度小于20U/mL。一般认为，CA50 是胰腺和结、直肠癌的标志物。

前列腺特异性抗原（PSA）：是一种丝氨酸蛋白酶，为糖蛋白，发现于前列腺和精浆提取物，是前列腺癌的特异性标志物。正常男性 PSA 含量小于 2.5μg/L。

3. 酶类标志物：肿瘤状态时，机体的某些酶活力或同工酶谱将发生改变，因此检测血清中某些酶的活性是否异常或同工酶谱是否发生改变，也是肿瘤诊断的重要途径之一。

前列腺酸性磷酸酶（PAP）：酸性磷酸酶是溶酶体的标志酶，前列腺组织中其活性较其他组织高出 100～1000 倍。未转移的前列腺癌 PAP 正常或轻度上升；已转移的前列腺癌患者血清中，PAP 活力增加可达正常值几十倍。但前列腺肥大、胃癌、结肠癌、乳腺癌、甲状腺癌、肾癌、卵巢癌、霍奇金氏病、多发性骨髓瘤患者的血清中酸性磷酸酶也可有中度升高。

乳酸脱氢酶（LDH）：LDH 总活性在肿瘤患者血清中升高。但许多疾病如心肌梗死、感染和恶性贫血均可见 LDH 升高，而在恶性淋巴瘤、白血病、卵巢癌患者血清中异常增高。经治疗病情好转时 LDH 下降，复发时又上升。LDH 有 5 种同工酶，在恶性肿瘤时 LDH4 和 LDH5 增高，而 LDH1 和 LDH2 相对减少；原发性肝癌时 LDH5 > LDH4，而继发性肝用时则 LDH4 > LDH5。

α-L 岩藻糖苷酶（AFU）：也是一种溶酶体酸性水解酶，是原发性肝癌的一种新的诊断标志物，广泛分布于人体组织细胞、血液和体液中，参与体内糖蛋白、糖脂和寡糖的代谢。原发性肝癌患者血清 AFU 活力显著高于其他各类疾患（包括良、恶性肿瘤）。

碱性磷酸酶（ALP）：为糖蛋白，在肝、骨和胎盘组织中合成，是检测原发性骨癌和肿瘤向肝/骨迁移的标志物。

γ-谷氨酰转肽酶（γ-GT）：是细胞膜上的糖蛋白，用 4%~30% 聚丙烯酰胺梯度凝胶电泳可将血清 γ-GT 分成 12~13 条酶带。自阳极起其中 I'、II 及 II' 酶带为原发性肝癌所特有，对 AFP 阴性肝癌的诊断有一定参考价值。

神经元特异性烯醇化酶（NSE）：烯醇化酶是糖酵解的关键酶。有 5 种同工酶，NSE 为神经元和神经内分泌组织特有，是神经母细胞瘤和小细胞肺癌的标志物。

谷胱甘肽 S - 转移酶（GST）：GST 有三种同工酶（α、μ、π），其中 GST - π 可作为消化道恶性肿瘤的标志物。

其他的一些酶：如醛缩酶、半乳糖转移酶、碱性磷酸酶、5'磷酸二酯酶等的同工酶也可作为某些肿瘤的标志物。

端粒酶：是一种反转录酶，可修补端粒序列。在正常机体中除少数干细胞和生殖细胞外，体细胞中端粒酶均处于失活状态，但是几乎在所有肿瘤细胞中均可检测到此酶的活性，因此可作为肿瘤标志物。

4. 激素：非内分泌癌组织中出现激素样物质，称为异位激素。内分泌腺癌使分泌的激素增加，称为原位激素异常。这两种情况均可作为肿瘤诊断的依据。

降钙素（CT）：是由 32 个氨基酸组成的多肽激素，甲状腺髓样癌、肺腺癌及小细胞肺癌的患者，血清 CT 明显升高。血清 CT 过高应高度警惕早期肺癌的可能。乳腺癌、肝癌、肾癌、前列腺癌、胰腺癌、上颌窦癌、膀胱癌等亦可见 CT 升高。某些良性疾病如甲状腺功能亢进、变形性骨炎和肺部疾患亦发现 CT 升高。

人绒毛膜促性腺激素（hCG）：是由胎盘滋养层细胞所分泌的一类糖蛋白类激素，在妊娠和患绒毛膜上皮癌时，hCG 明显增高。hCG 还会在乳腺癌、睾丸癌、卵巢癌增高。当子宫内膜异位症、卵巢囊肿等非肿瘤状态时，hCG 也会增高。

其他激素：人胎盘催乳素（HPL）、促肾上腺皮质激素

（ACTH）、生长激素（GH）、甲状腺旁激素（PTH）等。

5. 血浆蛋白：蛋白质肿瘤标志是最早发现的标志物。如 $\beta2$ - 微球蛋白、免疫球蛋白。一般来讲这类标志物特异性稍差，但检测方法相对比较容易，常作为常规检测项目。

$\beta2$ - 微球蛋白（$\beta2$ - MG）：表达在大多数有核细胞表面，是人类白细胞抗原（HLA）的轻链部分。临床上多用于证实淋巴系统肿瘤，如白血病、淋巴瘤、多发性骨髓瘤。其水平与肿瘤细胞数量、生长速率、预后及疾病活动性有关。

铁蛋白（Ferritin）：是一种铁结合蛋白，存在于各组织，病理状态下释放入血液中，不是肿瘤特异的标志，在多种肿瘤患者血液中，均有不同程度的阳性率，肝癌患者的阳性率在70%以上，所以可辅助诊断肝癌。此外，在进展性乳癌患者 Ferritin 水平也有显著提高，且与病程有关。

本周蛋白：1845 年由一位内科医生兼化学病理学家 Henry Bence Jones 首次描述了这种蛋白，为单克隆游离免疫球蛋白轻链（病理状态下，轻链合成过多，则游离于血清中），本周蛋白是多发性骨髓瘤的典型标志物。

6. 几种常见的肿瘤标志物的意义：如下所示。

AFP

主要相关肿瘤：肝细胞癌和生殖细胞癌。

其他相关肿瘤：胚胎细胞癌、卵巢畸胎瘤、胃癌、胆道癌、胰腺癌等。

其他影响因素：良性疾病包括肝炎、肝硬化、肠炎以及遗传性酪氨酸血症等会升高，怀孕时也可一时性升高。

CEA

主要相关肿瘤：广谱的肿瘤标志物。

其他相关肿瘤：常见于肺癌、大肠癌、胰腺癌、胃癌、乳腺癌、甲状腺髓样癌等。

其他影响因素：吸烟者假阳性较多，妊娠期妇女和心血管疾病、糖尿病、非特异性结肠炎等疾病患者中有15%～53%的血清CEA也会升高。

CA24－2

主要相关肿瘤：胰腺癌、胃、结肠癌。

其他相关肿瘤：肝癌、食管癌、肺癌。

其他影响因素：良性胃肠疾病如肝炎、肝硬化患者会有所升高。

CA12－5

主要相关肿瘤：卵巢癌。

其他相关肿瘤：肺癌、胰腺癌、乳腺癌、肝癌、胃肠道恶性肿瘤、子宫癌。

其他影响因素：女性盆腔炎、子宫内膜异位、行经期、卵巢囊肿、子宫肌瘤、慢性肝炎、胰腺炎、胆囊炎、肺炎等会升高。

CA19－9

主要相关肿瘤：胰腺癌、胃、结直肠癌。

其他相关肿瘤：肝癌、胆囊癌、胆管癌等。

其他影响因素：很多消化系统的良性疾病患者中也有

升高，据报道又近 10% 的胰腺炎患者血清 CA19 - 9 有中等度升高。

CA15 - 3

主要相关肿瘤：乳腺癌的首选标志物。

其他相关肿瘤：肺癌、卵巢癌、肺腺癌、结直肠癌等均可增高。

其他影响因素：良性乳腺疾患、子宫内膜异位、卵巢囊肿等患者的血清 CA15 - 3 也可超过正常值。

CA72 - 4

主要相关肿瘤：胃癌的最佳肿瘤标志物之一。

其他相关肿瘤：对其他胃肠道癌、乳腺癌、肺癌、卵巢癌等也有不同检出率。

其他影响因素：良性疾病对 CA72 - 4 影响较小。

CA50

主要相关肿瘤：胰腺和结、直肠癌的标志物。

其他相关肿瘤：胃癌、胆囊癌、肝癌、肺癌、乳腺癌。

其他影响因素：萎缩性胃炎、胰腺炎、结肠炎和肺炎发病时，CA50 也会升高。

NSE

主要相关肿瘤：小细胞肺癌。

其他相关肿瘤：肺腺癌、大细胞肺癌、神经系统癌。

其他影响因素：若发生溶血或者采血后停滞时间过长在分离血浆血清或离心不当使细胞破坏，均可导致 NSE 升高。

CYFRA21 – 1

主要相关肿瘤：肺鳞癌、宫颈癌、食管癌。

其他相关肿瘤：膀胱癌、鼻咽癌、卵巢癌、胃肠道癌。

其他影响因素：肝炎、胰腺炎、肺炎、前列腺增生也可有一定的升高。

f – PSA

主要相关肿瘤：前列腺癌。

其他相关肿瘤：某些妇科肿瘤和乳腺癌。

其他影响因素：前列腺增生会引起升高。

t – PSA

主要相关肿瘤：前列腺癌。

其他相关肿瘤：某些妇科肿瘤、多囊卵巢综合征、乳腺癌。

其他影响因素：前列腺炎、前列腺肥大会引起升高。

Freeβ – hCG

主要相关肿瘤：妇科肿瘤和非精原性睾丸癌。

其他相关肿瘤：乳腺癌、精原性睾丸癌、肺癌、肝癌等。

其他影响因素：患子宫内膜异位症、卵巢囊肿等非肿瘤状态、肺炎、前列腺增生时，Free β – hCG 含量也会有所升高。

SCCA

主要相关肿瘤：宫颈鳞癌。

其他相关肿瘤：肺鳞癌、头颈部鳞癌、食管癌以及外阴部鳞状细胞癌等。

其他影响因素：肝炎、肝硬化、肺炎、结核病患者中 SCCA 值有所升高。

β2 – MG

主要相关肿瘤：恶性肿瘤辅助性标志物，慢性淋巴细胞白血病、淋巴细胞肉瘤、多发性骨髓瘤等尤为明显。

其他相关肿瘤：肺癌、乳腺癌、胃肠道癌及子宫颈癌中也可见升高。

其他影响因素：肾功能衰竭、多种血液系统疾病及炎症时会升高，而且在多种疾病中均可增高，故应排除由于某些炎症性疾病或肾小球滤过功能降低所致的血清 β2 – MG 增高。

表 6 – 2 肿瘤标志物在临床上的应用

肿瘤名称	血清中的肿瘤标志物
肝癌	AFP、AFU、CEA、TPA、r – GGT
肺癌	SCCA、NSE、CA12 – 5、CA15 – 3、CEA、TPS、cyfra – 1
胃癌	MG7 – Ag、CEA、CA199、TPS
乳腺癌	CA15 – 3、CA12 – 5、CEA、TPS
肠道癌	CEA、CA19 – 9、CA24、CA72 – 4、TPS
卵巢癌	CA125、CA153、CEA、AFP、TPS
鼻咽癌	EBV – IgA、EBV – IgM、TPA、TPS、SCCA、CEA
胰腺癌	CA19 – 9、CA24 – 2、CEA、TPS
恶性黑色素瘤	S100、TPS、TPA、CEA
淋巴癌	LDH、TPS、CEA、β2 – MG
甲状腺癌	TSH、T3、T4、CEA、TPS、β2 – MG

肿瘤名称	血清中的肿瘤标志物
垂体癌	性激素 6 项、HGH、TPS
绒癌	HCG、CEA、CA12 – 5、TPS
防癌普查	C12 蛋白芯片、TPS

肿瘤标志物大部分是由肿瘤细胞所产生的，也可能是由对肿瘤生长发生反应的组织或器官产生的。由肿瘤细胞产生的肿瘤标志物是来自肿瘤的直接信号。在临床上，肿瘤标志物被用于鉴别正常人和肿瘤患者的特征，以及检测肿瘤的生长或对治疗的反应。

五、 中医如何看待肿瘤预防

中医理论认为由于人体正气不足，外邪内侵，加之情志不畅，致使机体阴阳失衡，脏腑失和，气血失调，经络阻滞，而引发内邪，无论是外邪、内邪，客于人体，经久不去，积而成之则为肿瘤。由此可见正气不足是肿瘤形成的根本原因，"邪气踞之"是肿瘤形成的基本条件，因此扶养和保护正气，避免和减少外邪侵入，阻止和消除内邪的产生，便成为中医对肿瘤预防的重要环节。从预防的角度看扶正防邪均属于肿瘤一级预防的范畴。

正气不足，指在先天、后天的某些环节上存在着不足、虚弱，从整体的表现可分为阴虚、阳虚、气虚、血虚。从具体的脏腑而言，又可表现为某些脏腑功能的不足和虚弱，如肺虚、脾虚、肾虚等。当人体存在某一方面的不足时，则应给予及时补养。如助阳、滋阴、补气、养血、健脾益肺、补肾强精等。中医常采用中药、气功、针灸、药膳、食补、锻炼等具体方法来补养人体之正气。

邪气分内邪和外邪，外邪是指外部环境的一切致癌因素，如六淫之邪、疫疠、瘴气等。内邪是指因体内阴阳失衡，脏腑失和，气血失调而引起的病邪，如郁滞之气、瘀血、热毒、痰湿等。对于外邪应尽量避免侵犯机体，对于内邪则需采用平衡阴阳，调理脏腑，和畅气血等中医方法来消除。如中药可行气化瘀、除湿祛痰，针灸可调理脏腑、疏通经络，气功可调畅气机、平衡阴阳等。

另外，情志不遂也是引起肿瘤的原因之一。情志的过度变化和精神刺激可导致气机不畅，脏腑功能失调。如过度的紧张、思虑、忧伤、悲哀、恐惧、恼怒等均可影响肝的疏泄功能，导致肝气不舒或肝气上逆等气机不调的现象，久而久之，则会导致气滞血瘀、脏腑失和，引发肿瘤。因此中医主张调畅情志，避免过度的精神刺激和创伤，保持积极向上、乐观豁达的态度，这对于预防肿瘤也同样具有重要意义。

六、 预防肿瘤从青少年做起

人类肿瘤病因学研究表明，肿瘤的发生与多种环境致癌因素长期、反复地作用于人体有密切关系。虽然对引起肿瘤的确切病因和详细机理目前仍在进一步地研究和探索之中，但医学家们已经发现并证实了许多存在于现实生活中的致癌因子，而人们很有可能在青少年时期就已经开始接触这些致癌因子了。所以在青少年时期就注意避免和减少接触各种致癌因子，是我们每个人在预防肿瘤方面应该做的，也是能够做到的。

各种致癌因子作用于人体后，诱导体内正常细胞转化为肿瘤细胞往往需要相当长的一段时间，从第一个肿瘤细胞形成到发展为医生能诊断出来的临床肿瘤，常需要 20 ~ 30 年的时间。肿瘤的诱导期就可以持续 15 ~ 30 年，原位期亦可长达 5 ~ 10 年，然后才会发展到浸润癌。所以，在青少年时期接触到致癌因子后，细胞开始癌变，到中老年时正好是发病年龄。

许多的致癌因素与我们长期的生活及饮食习惯有密切联系，而我们出生之后所生存的环境随时都有被污染的可能，有些甚至已经受到了含有致癌物质的污染，并且这些污染可能还在与日俱增地发展。所以我们从小就应该学会消除或避开这些危险因素，培养良好的生活、饮食及卫生习惯，如不吸烟或避免吸"二手烟"；不吃或少吃腌制及熏烤食品；改善饮食结构；注意个人卫生；锻炼身体，增强对疾病的抵抗能力等。

不但要让青少年懂得肿瘤的预防必须从自己做起，从现在做起，还应要求家长、学校和社会对此予以高度重视，给青少年进行必要的指导，让他们掌握防癌的知识和具体方法，从小养成有利于健康的良好习惯，并长期坚持。只有这样才能真正做到"防患于未然"。

七、 几种常见肿瘤的预防方法

（一）预防食管癌

1. 改变不良的饮食习惯，消除可能引起食管癌的因素。不吃太硬和过于粗糙的食物，粗粮细做，宜软不宜硬；进食不要过快，应细嚼慢咽，切忌狼吞虎咽，暴饮暴食；饮食不要过烫，不饮烈性酒，以免对食管黏膜有刺激和损伤；养成定时定量的饮食习惯，避免饥饱无度；注意口腔卫生，经常漱口刷牙，不吸烟；注意饮食的卫生，不吃被污染过的食物，如未经清洗消毒的水果、蔬菜等，不用有毒塑料袋及印刷过的纸张包裹食品。

2. 避免食用亚硝胺类物质含量高的食物。少吃酸菜、泡菜等腌制食品，少吃熏肠、烤肉、腊肉等烟熏或炸烤太过的食物，不吃霉变、腐烂的食品，如发霉的花生、大米、高粱等。

3. 及时治疗食管疾病和口腔疾病。如慢性食管炎、反流性食管炎、食管白斑、息肉、憩室等。

4. 改善饮食营养结构。因各种食物的营养成分，特别是维生素和微量元素不尽相同，食用的食物品种多，可以平衡补充体内所需要的各种营养成分，避免某类维生素或微量元素的缺乏。所以食品的多样化、营养结构的合理化，有利于肿瘤的预防。

5. 食管癌高发区居民及从高发区移居到低发区的人，有明显家族聚集性和遗传倾向的高危人群应开展定期的食管癌普查，注意早期发现食管癌的症状和警号。有条件者可试用药物预防，如口服维生素 A、维生素 C 或某些微量元素的复合剂等。也可用中医中药进行预防保健，如口服参威口服液等。

（二）预防胃癌

1. 不吸烟、不酗酒。吸烟除了与肺癌关系密切以外，对口腔癌、食管癌、胃癌的发生也有促进作用。经分析，酒类饮品中的化学成分极其复杂，除乙醇外还可有上千种成分，其中可能含有亚硝胺类化合物、霉菌毒素、氨基甲酸乙酯等；酒在人体的主要代谢产物乙醛是已经肯定的致癌物质；度数高的烈性酒对胃黏膜的刺激作用不可忽视；酒精本身对正常细胞也有毒性，可引起蛋白变性。

2. 改进食品加工方法，戒除不良饮食习惯。尽量少吃酸菜、咸鱼、腌肉、火腿、熏肠等腌制、熏烤、煎炸的食品，因为在这些食品的制作或烹调过程中会产生硝酸盐、亚硝酸盐、亚硝胺类物质及多环芳烃类等致癌物质。多吃新鲜蔬菜、水果及豆、乳制品，避免吃过度刺激性的食物，饮食应定时、有节，不要暴饮暴食，饥饱无度。

3. 积极治疗胃溃疡、慢性萎缩性胃炎、胃黏膜上皮化生、胃息肉等胃部疾病。一经确诊为多发性息肉或直径大于2厘米的单发性息肉，应及时考虑手术治疗，警惕发生癌变。

4. 对胃癌的高危人群预防性治疗。如高发区居民、有家族聚集性及遗传倾向者，应定期普查，并可进行预防性治疗，如口服参威口服液、维生素A、维生素C等。

（三）预防大肠癌

1. 改进饮食习惯。合理安排每日饮食，多吃新鲜水果、蔬菜等含有丰富的碳水化合物及粗纤维的食物，适当增加主食中粗粮、杂粮的比例，不宜过细过精。改变以肉类及高蛋白食物为主食的习惯。少吃高脂肪性食物，特别是要控制动物类脂肪的摄入。因为高脂肪、高动物类脂肪饮食一方面刺激胆汁分泌，导致肠道内胆汁量增加，胆汁中主要含有胆酸和胆固醇，故粪便中胆酸和胆固醇含量增多；另一方面，该类饮食可导致大肠腔内内容物（俗称粪汁）中梭形芽孢杆菌生长活跃，该种细菌是一种厌氧杆菌，该类细菌含有丰富的 7 - 脱羟基化酶，它作用于胆酸和胆固醇，形成可致癌的非饱和多环烃类物质。同时，低纤维素饮食，导致粪便量少，对大肠刺激减少，大肠蠕动缓慢，上述致癌物质在大肠内存在时间延长，而且使厌氧梭形芽孢杆菌作用于胆固醇时间增加，产生更多的致癌物质，故高脂肪、高蛋白、低纤维饮食所产生的致癌物质多，作用于大肠时间长，必然导致大肠癌的发生率增加。

2. 积极防治肠道疾病。如各种息肉、慢性肠炎（包括溃疡性结肠炎）、血吸虫病、慢性痢疾等。对于肠道息肉更应及早处理。大肠息肉分为五大类，即腺瘤性息肉、化生性息肉、炎症性息肉、错构瘤性息肉及其他等，其中腺瘤性息肉是真性肿瘤性息肉，是一种大肠癌癌前病变，所以当发现大肠内有腺瘤时，就应进行治疗，摘除腺瘤并进行病理学检查，希望在良性腺瘤阶段予以摘除，以防大肠癌。如果大肠内腺瘤数目较多或患腺瘤病（家族性息肉病），如果不予以早期治疗，绝大多数会变成大肠癌，预后是不良的。另外，应积极治疗习惯性便秘，注意保持大便通畅。

3. 大肠癌的高危人群要提高警惕。如 40 岁以上的男性，家族性多发性肠息肉患者，溃疡性结肠炎患者，慢性血吸虫病患者及有大肠癌家族史的人应定期检查，警惕大肠癌的警号及早期症状，如大便习惯改变，腹泻、便秘交替，大便带血或黑便，大便形状变扁变细等。

（四）预防肝癌

1. 保证饮水源不被污染。避免饮用被污染的、处在下游的、未经净化处理的江、河、湖、沟及池塘之水。尽量饮用深井水和达标的自来水。统计资料表明，饮用浅层塘水或江、河、湖、沟水者，比饮用井水或经处理的自来水者肝癌发病率高，这与饮水源受到致癌物质污染有关。

2. 保持良好的饮食卫生习惯。不嗜酒、酗酒，不喝烈性酒、劣质酒，以防酒精所致的肝脏损伤及慢性肝脏中毒。不吃或少吃含有亚硝胺类物质多的食物，如腌制品、熏烤制品等。不吃霉变食物，霉变的粮食不仅人类不能食用，也不宜饲养供人食用的畜禽，因为粮食一旦遭黄曲霉菌污染，采用目前高温、高压等灭菌消毒措施，仅能杀死霉菌，而不能减低黄曲霉素的毒性。

3. 积极防治肝脏的慢性疾病，特别是乙型病毒性肝炎和肝硬化等。注意个人卫生和消毒工作，预防肝炎病毒的感染。若家中有人得了病毒性肝炎，应采取措施对餐具、杯具及日常用具专人专用，做好患者的隔离，避免相互传染。对病毒性肝炎患者应积极进行治疗，注意营养和休息，争取早日康复。

4. 肝癌高危人群要特别警惕肝癌的警号和早期症状，应做定期检查，最好每年做一两次甲胎蛋白检查。肝癌高危人群包括慢性肝炎患者，肝硬化患者，家族中有肝癌患者的人，肝癌高发区的居民，长期嗜酒、酗酒者（特别是年龄在 40 ~ 50 岁之间的男性)。

5. 保持心情愉快,做到胸襟豁达,乐观向上,避免抑郁过度或脾气暴躁易怒。

现已知肝癌的发生是多因素、多阶段、多基因和多突变的复杂过程,如果能在以上诱发肝癌因素方面注意杜绝,使肝病不要恶化、发展,使之停在某一阶段或逐渐改善,是可以有效预防肝癌的。

(五) 预防肺癌

1. 不吸烟。已经吸烟的人要努力戒烟或少吸烟,不吸烟者要注意避免吸入"二手烟"。这对预防肺癌和控制肺癌的发病率有重要意义。有人觉得自己吸烟多年,戒烟已为时过晚,这种看法是错误的。调查证明,随着戒烟年龄的增加,发生肺癌的危险性逐渐减少,一般戒烟十到十五年后,患肺癌的危险就和不吸烟者差不多了。

2. 改善环境污染,加强自我保护。控制大气污染,尤其是工业排气和机动车辆排出的废气等,减少烟雾中的有害物质,安装废气净化装置,避免不完全燃烧。据统计,城市居民肺癌发生率明显高于农村,在污染严重的城市中,居民每日吸入空气中的致癌性物质苯并芘含量要超过吸二十支烟的量。对于一些化工厂、冶炼厂的工人,制造芥子气的工人,化学实验室的人员,矿山的矿工,长期接触硅尘的工人,能吸入放射性粉尘的职业性人群,制造和使用含砷杀虫剂的人员等都应采取必要措施进行有效地自我保护。厨房也最好能安装排气扇，减少烹调时油烟对厨师及家庭主妇的危害。

3. 注意尽量减少肺结核、肺部慢性炎症等的发生率。对这些疾病进行积极治疗，这有利于降低肺癌的发生率。

4. 对肺癌高危人群进行定期普查，时刻警惕肺癌的警号和早期症状。有条件者可尝试预防性用药，如维生素 A 类化合物、胡萝卜素及中药参威口服液等。

（六）预防鼻咽癌

1. 尽可能地避开空气污染较重的环境。因为鼻咽部是外界空气进入肺部的必经之路，有害的、有刺激性的气体在吸入之前首先侵害鼻咽部。

2. 避免 EB 病毒（又称人类疱疹病毒 4 型）的感染。研究证实 EB 病毒感染阳性者有鼻咽癌发生的高度危险，其感染率和鼻咽癌的发生率呈正相关。在鼻咽癌高发区，EB 病毒感染不仅面广，而且很小年龄就被感染。所以对于 EB 病毒的感染应注意预防并及早治疗。

3. 注意饮食结构和生活习惯。少吃或不吃咸鱼、腌肉等含大量亚硝胺类化合物的食物。不食含金属镍较高的食物。多吃水果、蔬菜等含有大量维生素的食物。不吸烟、不嗜酒。

4. 注重鼻咽癌的高危人群的预防。包括高发区居民及由高发区移居到低发区的人，EB 病毒感染阳性者，患鼻咽部慢性炎症或息肉者，有鼻咽癌种族及家族聚集性的人均应高度警惕，定期进行普查，以便发现早期症状。对高危人群可试用参威口服液进行预防保健。

（七）预防乳腺癌

1. 了解乳腺癌的多种诱发因素，提倡"三早"，开展防癌普查，推行妇女乳腺自我检查。自我检查应在月经期后进行，因月经期间乳房胀大，不易查清肿块。每月一次，取仰卧位，用对侧手的食指、中指及无名指平放在乳房上检查。平时多查看内衣上有无浆液性或血性分泌物污渍，注意是否有乳头溢液，经常扪摸腋下及锁骨区淋巴结有无肿大。

2. 提倡亲自哺乳。哺乳可降低乳腺癌发病的危险性，哺乳总时间与乳腺癌发病的危险性呈负相关。对于哺乳期的妇女，在每次哺乳时，应尽可能多地排出乳汁，这样一方面可以增加乳汁分泌，另一方面又可以减少上一次分泌的乳汁在乳房内滞留的时间。

3. 注意饮食结构和生活习惯。适当节制饮食，避免过多地摄入脂肪，尤其是肥胖的妇女。不吸烟、不嗜酒。对乳腺癌根治术后的患者，如果尚处于生育期，应注意避孕，因妊娠会促进乳腺癌的复发和扩散。

4. 积极治疗乳房疾患。如乳房良性肿瘤、乳腺炎、乳腺囊性增生等。

5. 对乳腺癌的高危人群要做好预防。包括月经初潮小于 12 岁者，绝经大于 50 岁者，首次生育大于 30 岁者，或从未生育者，患过乳腺良性肿瘤并接受过手术者，家中有乳腺癌患者的妇女，有烟酒嗜好的妇女，长期高脂肪、高蛋白饮食、肥胖的妇女及有乳腺增生史的妇女都应特别注意乳腺癌的警号和早期症状，做好自我检查和定期普查工作。有条件者可服用参威口服液进行保健预防。

（八）预防子宫颈癌

1. 提倡晚婚和少生、优生。推迟性生活的开始年龄，减少生育次数，均可降低宫颈癌的发病机会。

2. 积极预防并治疗宫颈糜烂和慢性子宫颈炎等症。分娩时注意避免宫颈裂伤，如有裂伤，应及时修补。

3. 注意性卫生和经期卫生。适当节制性生活，月经期和产褥期不宜性交，注意双方生殖器官的清洁卫生，性交时最好使用安全套，杜绝多个性伴侣。

4. 男方有包茎或包皮过长者，应注意局部清洗，最好做包皮环切术。这样不仅能减少妻子患子宫颈癌的危险，也能预防自身阴茎癌的发生。

5. 对宫颈癌高危人群做好预防。包括性生活过早、过多，及生育过早、过多、过密的妇女，有乱交、滥交，多个性伴侣和不洁性生活史的妇女，卫生条件落后，性保健知识缺乏地区的妇女，有宫颈糜烂、撕裂、慢性炎症及阴道感染等症的妇女，配偶有包皮过长或包茎的妇女应特别重视定期普查。有条件者可试用宫颈癌栓进行预防性治疗。

（九）预防皮肤癌

1. 避免和减少紫外线的照射。尽量避免皮肤长期暴露于日光下或紫外线灯下，因为皮肤癌的发生与紫外线的照射密切相关。

2. 避免电离辐射。如尽量减少和避免 X 线照射及各种放射性物质的接触等。

3. 避免接触砷化合物、焦油、沥青等物质。因为这些物质中含有大量可诱发皮肤癌的苯并芘或二甲基苯并芘等。

4. 积极治疗某些皮肤疾患。如光化性角化病、着色性干皮病等。对于烧伤疤痕及经久不愈的皮肤慢性溃疡、瘘管、窦道、慢性炎症等也应给予高度重视，预防癌变。注意避免皮肤局部的长期、慢性摩擦、挤压等刺激。

5. 对皮肤癌的高危人群要做好预防。如化工行业的工人，农民、渔民及长期野外工作人员，长期从事放射工作的人员，有长期、慢性皮肤损伤者，应进行定期检查，做好"三早"工作。对某些可疑的皮肤癌前病变可用天仙软膏进行预防性治疗。

（十）预防白血病

1. 避免接触过多的 X 射线及其他有害的放射线。对从事放射工作的人员需做好个人防护。孕妇及婴幼儿尤其应注意避免接触放射线。

2. 防治各种感染，特别是病毒感染。如 C 型 RNA

病毒。

3. 慎重使用某些药物。如氯霉素、保泰松、某些抗病毒药物、某些抗肿瘤药物及免疫抑制剂等，应避免长期使用或滥用。

4. 避免接触某些致癌物质，做好职业防护及监测工作。如在生产酚、氯苯、硝基苯、香料、药品、农药、合成纤维、合成橡胶、塑料、染料等的过程中，注意避免接触有害、有毒物质。

5. 对白血病高危人群应做好定期普查工作，特别注意白血病警号及早期症状。有条件者可服用天仙活力源做预防性治疗。

第七章

常用肿瘤防治方剂和食疗法

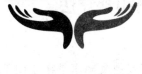

为了使患者朋友们在肿瘤防治方面掌握更多的知识和方法，我根据多年的肿瘤治疗临床经验，把一些比较有效的方剂和食疗方法献给大家，仅供参考使用。

一、 方剂和食疗法

这些治疗肿瘤方剂及食疗是在使用系列抗癌药及放化疗同时的辅助治疗方法，必须在医师指导下使用。

如何煎药？首先将药材洗净，把果实类或较大块植物根、茎等分为小碎块，用温水浸泡1小时后，再用明火水煎1小时（水开后可用文火慢煎），煎液剩100毫升时，倒出留服，再加水煎煮40分钟，取煎液100毫升，即可。早晚各服1次（或分3次服）。

（一）原发性肝癌

治疗方

茵　陈 30 克	虎　杖 10 克	黄　柏 10 克
重　楼 10 克	莪　术 10 克	水　蛭 2 克
蜈　蚣 2 克	仙鹤草 25 克	石菖蒲 10 克

柴　胡 10 克　　五味子 10 克　　延胡索 10 克

霍　香 10 克　　猪　苓 10 克　　木　香 10 克

郁　金 10 克　　姜　黄 10 克　　甘　草 10 克

10～20 剂，水煎服，每日 1 剂，煮 2 次，早晚各服 1 次。

食疗方

（1）乌蛇汤

[**配料**] 乌蛇 500 克、何首乌 20 克、虎杖 20 克、茵陈 30 克、五味子 20 克、陈皮 20 克、赤小豆 50 克、食油、盐、葱、姜、蒜适量。

[**制法**] 将乌蛇取出内脏（胆可饮用，皮可入药），把药材洗净用纱布包好，与蛇肉炖 2 小时。

[**用法**] 食肉喝汤，每日 1 剂，分 2 次食用。

[**功效**] 解毒清火。用于肝癌腹胀。

（2）苦瓜炒猪肝

[**配料**] 苦瓜 250 克、猪肝 100 克、大蒜 50 克、食油、醋、盐适量。

[**制法**] 苦瓜、猪肝、大蒜切片，炒熟食用。

[**用法**] 适用。

[**功效**] 补肝清热。用于肝癌。

（3）炖鸭汤

[**配料**] 鸭肉 500 克、鲜香菇 500 克、鲜仙人掌 50 克、红皮花生 50 克、赤小豆 100 克、食油、葱、姜、蒜适量。

[**制法**] 常规法炖 2 小时即可。

[**用法**] 食肉喝汤，每日 1 剂。

[**功效**] 滋补祛湿。用于肝癌。

（二）食道癌

治疗方

威灵仙 15 克	黄　芪 30 克	生地黄 30 克
砂　仁 10 克	胆南星 10 克	急性子 10 克
泽　泻 10 克	猪　苓 10 克	苦　参 10 克
水　蛭 5 克	半枝莲 10 克	水红花子 10 克
石菖蒲 15 克	当　归 15 克	甘　草 10 克

10 ~ 20 剂，水煎服，每日 1 剂，煮 2 次，早晚各服 1 次。

（1）食道癌吞咽困难方法

10% 盐水（温水）每次 20mL，每日 3 次，饭前 1 小时口服，半小时后口服庆大霉素 2 支（4mL）。庆大霉素 12 万单位、地塞米松 15 ~ 20mg（用 3 天后逐渐减量）、5% 葡萄糖 500mL，每日静点 1 次，用 5 ~ 10 天。

（2）食道癌、贲门癌推荐用药方法

10% 盐水（自制，开水加精盐）10mL，在饭后 10 分钟后即服用，用抿下去的方式（像喝酒时抿酒的方式一点一点地抿下去）。10 分钟后，天仙活力源 10 ~ 20mL，一点一点抿下去。

30 分钟后，天仙胶囊 4 ~ 6 粒去壳，粉和蜂蜜和匀，一点一点抿下去，卧位，不用水送药，让药停留在食管内，疗效更明显。一天 3~4 次。

食疗方

（1）灵仙汤

[**配料**] 威灵仙 20 克，猪苓 15 克，赤小豆 2 克，排骨 100 克，食盐、葱、蒜、姜适量。

[**制法**] 将配料置锅内煮 2 小时。

[**用法**] 每日 1 剂，喝汤 2~3 次。

[**功效**] 消肿止痛。用于食管癌吞咽困难。

（2）赤豆大枣粥

[**配料**] 赤小豆 100 克，大枣 30 克，小米 50 克

[**制法**] 把配料按常规煮成粥。

[**用法**] 每日食用 1~2 次。

[**功效**] 补血利水。用于食管癌体虚者。

（3）猪血汤

[**配料**] 猪血 200 克，大蒜 50 克，食油、盐、葱、姜适量。

[**制法**] 将配料置锅内炖 1 小时。

[**用法**] 食血喝汤，每日 1 剂。

[**功效**] 补气养血。用于食管癌患者。

（三）肺癌

治疗方

黄　芩 10 克　　黄　芪 30 克　　砂　仁 10 克

前　胡 10 克　　枸杞子 20 克　　金荞麦 10 克

茯　苓 15 克	山慈菇 10 克	重　楼 10 克
木　香 10 克	麦　冬 10 克	郁　金 10 克
贝　母 10 克	胆南星 10 克	桔　梗 15 克
仙鹤草 25 克	五味子 10 克	半枝莲 15 克
芦　根 10 克	当　归 15 克	莪　术 10 克
薏苡仁 10 克		

有胸水：加龙葵 20 克，泽泻 10 克，黑牵牛子 10 克，甘草 15 克。

10～20 剂，水煎服。每日 1 剂，煮 2 次，早晚各服 1 次。

食疗方

（1）参芪大补汤

[**配料**] 西洋参 5 克（冬季可用生晒人参）、黄芪 30 克、麦冬 20 克、鸡块 250 克、食油、盐、葱、姜、蒜适量。

[**制法**] 把药材洗净用纱布包好，与鸡块一起炖 2 小时。

[**用法**] 食肉喝汤。每日 1 剂，分 2～3 次食用。

[**功效**] 补气养血，止咳生津。用于肺癌体虚者。

（2）贝母止咳汤

[**配料**] 平贝母 10 克、银耳 25 克、芦根 30 克、百合 30 克、薏苡仁 100 克、猪肺 250 克、食油、盐、葱、姜、蒜适量。

[**制法**] 把药材洗净用纱布包好，与猪肺放在一起炖 2

小时。

[**用法**] 每日 1 剂，分 2 次食用。

[**功效**] 滋阴润肺。用于肺癌患者。

（四）胃癌

治疗方

石见穿 15 克	急性子 10 克	胆南星 10 克
延胡索 15 克	香　附 10 克	黄　芪 30 克
砂　仁 10 克	草豆蔻 10 克	水红花子 10 克
白　芷 15 克	石菖蒲 15 克	甘　草 10 克

10～30 剂，水煎服，每日 1 付，煮 2 次，早晚各服 1 次。

食疗法

（1）参归汤

[**配料**] 人参 5 克、当归 20 克、枸杞子 20 克、猪肚 250 克、食油、盐、葱、姜、蒜适量。

[**制法**] 将药材洗净用纱布包好，与猪肚炖 1 小时。

[**用法**] 食肉喝汤，每日 1 剂，分 2 次。

[**功效**] 健脾和胃。用于胃癌。

（2）香菇排骨汤

[**配料**] 鲜香菇 500 克、排骨 250 克、食油、盐、葱、姜、蒜适量。

[**制法**] 常规炖汤即可。

[**用法**] 食用，每日 1～2 次。

[**功效**] 补益脾胃。用于胃癌。

（3）枣豆粥

[**配料**] 赤小豆50克、绿豆50克、大枣20克、花生50克。

[**制法**] 常规煮粥。

[**用法**] 食用。

[**功效**] 消肿补血。用于胃癌。

（五）鼻咽癌

治疗方

（1）赤　芍10克　　马蔺子10克　　辛　夷10克
　　　知　母10克　　生地黄20克　　仙鹤草30克
　　　麦　冬10克　　紫　草10克　　蒲公英30克
　　　胆南星10克　　黄　芪30克　　五味子10克
　　　白　芷15克　　甘　草10克

10～20剂，水煎服，每日1剂，煮2次，早晚各服1次。

（2）生土豆150克、食盐3克，捣烂后外敷患处。

食疗法

（1）清热解毒汤

[**配料**] 白花蛇舌草30克、半枝莲30克、大枣20克、五味子10克、赤小豆100克。

[**制法**] 把上述药材水煮2小时，煎液放入冰箱内。

[**用法**] 每日数次饮服。

［**功效**］清热利水。适用于鼻咽癌口舌干燥、肿痛。

（2）凉血止血汤

［**配料**］绿豆 50 克、木耳 25 克、生地黄 30 克、排骨 100 克，葱、姜、蒜、食盐适量。

［**制法**］将上述配料置锅内炖 2 小时。

［**用法**］食肉喝汤。

［**功效**］凉血止血。适用于鼻咽癌肿瘤出血。

（3）胡萝卜粥

［**配料**］胡萝卜 500 克、绿豆 100 克，红糖适量。

［**制法**］将胡萝卜洗净切成小块，与绿豆同置于锅内，加入适量水煮成糊，调入适量红糖即可。

［**用法**］每日 2 次，每次 1 小碗。

［**功效**］消积化痰，软坚散结。适用于鼻咽癌放疗期间。

（4）薏苡仁莲子粥

［**配料**］薏苡仁 100 克，莲子 50 克，大枣 10 枚，粳米 50 克，粳米淘洗净置于锅中，加清水适量煮沸，再加入莲子，以慢火煮至米烂，待莲子熟透后，加入白糖调味食之。

［**用法**］早、晚各 1 次。

［**功效**］清心解热，健脾开胃。用于鼻咽癌。

（六）喉癌

治疗方

（1）冬凌草 50 克　　　牛蒡子 30 克　　　黄　芪 30 克

杜　仲 15 克　　夏枯草 10 克　　全　虫 5 克

黄　芩 10 克　　水　蛭 5 克　　枸杞子 15 克

甘　草 10 克

10 ~ 20 剂，水煎服，每日 1 剂，分 2 次服。

（2）水蛭研细粉，每次 1 ~ 2 克，每日 2 次，用蜜调后服用。

食疗法

（1）半罗饮

[**配料**] 罗汉果 2 个、半枝莲 30 克、清半夏 10 克。清水适量。

[**制法**] 把罗汉果、半枝莲、清半夏置于清水内，煮沸后小火煎 30 分钟，饮用。

[**用法**] 代茶饮。

[**功效**] 清热解毒，利喉化痰。适用于喉癌部肿痛、咳嗽者。

（2）沙参润喉汤

[**配料**] 沙参 10 克、山药 20 克、百合 20 克、杏仁 15 克、生地黄 30 克、大枣 20 克、牛蒡子 10 克、桔梗 15 克、猪排骨 500 克，食盐少许。

[**制法**] 将药材洗净用纱布或布袋包好，扎口，与排骨、食盐一起置锅内，加入清水 6 大碗。先武火后文火煮 2 小时。捞出布袋后即可食用。

[**用法**] 食肉喝汤，每次 1 小碗，每天 2 次。剩余的放冰箱中保存，下次再服。

［**功效**］润肺止咳，滋阴益气。适用于喉癌干咳者。

（3）牛蒡粥

［**配料**］牛蒡子 20 克、枸杞子 20 克、粳米 50 克，清水适量。

［**制法**］将牛蒡子（单包）、枸杞子、粳米放入锅中，按常规煮米成粥，煮熟即可。

［**用法**］食用。

［**功效**］清热消肿，利咽止痛。适用于喉癌疼痛、热肿者。

（七）乳腺癌

治疗方

山慈菇 10 克	夏枯草 10 克	当　归 15 克
熟地黄 20 克	莪　术 10 克	三　棱 10 克
石菖蒲 15 克	牡　蛎 20 克	五味子 10 克
补骨脂 15 克	牛　膝 10 克	胆南星 10 克
大　枣 10 克	甘　草 10 克	

10 ~ 20 剂，水煎服，每日 1 剂，煮 2 次，早晚各服 1 次。

食疗方

（1）当归汤

［**配料**］当归 15 克、牛膝 10 克、香附 15 克、牡蛎 30 克、茯苓 15 克、赤小豆 100 克、鲤鱼 500 克、葱、蒜、姜、食油、盐、米醋适量。

［**制法**］将药材洗净包好，与鲤鱼一起炖 2 小时。

［**用法**］食汤，每日 1 剂，分 2 次饮用。

［**功效**］活血消肿。用于乳腺癌肿胀者。

（2）滋补汤

［**配料**］熟地黄 30 克、大枣 20 克、女贞子 10 克、黄芪 30 克、知母 15 克、麦冬 20 克、鸡块 250 克、食油、葱、姜、蒜、盐适量。

［**制法**］将药材洗净用纱布包好，与鸡块同炖 2 小时即可。

［**用法**］食肉喝汤，每日 1 剂，分 2 次服。

［**功效**］补气止血。用于乳腺癌红、白细胞下降。

（八）大肠癌

治疗方

苦　参 10 克	白头翁 20 克	茯　苓 20 克
胆南星 10 克	猪　苓 15 克	石菖蒲 15 克
白　芷 15 克	仙鹤草 30 克	甘　草 10 克

10～30 剂，水煎服，每日 1 剂，煮 2 次，早晚各服 1 次。

食疗法

（1）苦参猪肠汤

［**配料**］苦参 20 克、大枣 20 克、白豆蔻 10 克、当归 20 克、萝卜 250 克、猪大肠 250 克、食油、葱、姜、蒜适量。

［**制法**］药材洗净用纱布包好，与猪肠、佐料一起炖 1 小时。

［**用法**］食用，每日 1 剂。

［**功效**］补益气血，清热解毒。用于肠癌。

（2）生地猪血汤

［**配料**］生地黄 30 克、黄芪 30 克、木耳 10 克、赤小豆 50 克、仙鹤草 30 克、枸杞子 20 克、猪血 250 克。食油、盐、葱、姜、蒜适量。

［**制法**］将药材洗净用纱布包好，与猪血、佐料一起炖 2 小时。

［**用法**］吃猪血、喝汤，每日 1 剂。

［**功效**］补气止血。用于肠癌。

（九）甲状腺癌

治疗方

黄药子 5 克	莪　术 15 克	乳　香 10 克
没　药 10 克	三　棱 15 克	牡　蛎 30 克
五味子 10 克	大　枣 20 克	夏枯草 20 克
猫爪草 10 克	冬凌草 20 克	射　干 20 克
甘　草 10 克		

10～30 剂，水煎服，每日 1 剂，煮 2 次，早晚服 1 次。

食疗法

（1）昆布红枣汤

用料：昆布 100 克、红枣 10 枚、排骨 100 克。

[**配料**] 将上述配料放入锅中炖 2 小时。

[**用法**] 食肉喝汤。

[**功效**] 软坚散结。用于甲状腺癌患者。

（2）双耳菜

[**配料**] 银耳 20 克、黑木耳 25 克、大蒜 25 克、食盐、醋适量。

[**制法**] 将双耳用水泡开，洗净后与佐料凉拌。

[**用法**] 每日食用数次。

[**功效**] 清热凉血。用于甲状腺癌肿痛者。

（3）夏枯草汤

[**配料**] 夏枯草 30 克、芦根 20 克、鸽子 1 只，食盐、油、葱、姜、蒜适量。

[**制法**] 将药材洗净包好与鸽子一起炖 1~5 小时。

[**用法**] 食肉喝汤，每日 1 剂。

[**功效**] 解毒泻火。用于甲状腺癌。

（十）纵隔肿瘤

治疗方

莪　术 10 克	三　棱 10 克	山慈菇 10 克
乳　香 10 克	没　药 10 克	当　归 15 克
木　香 10 克	郁　金 10 克	胆南星 10 克
牡　蛎 30 克	甘　草 10 克	

6~10 剂，水煎服，每日 1 剂，煮 2 次，早晚各服 1 次。

食疗法

两菇汤

[**配料**] 山慈菇 10 克、黄芪 20 克、鲜香菇 500 克、厚朴 10 克、大枣 20 克、夏枯草 10 克、排骨 250 克，食油、盐、葱、姜、蒜适量。

[**制法**] 把药材洗净用纱布包好，与排骨放入锅中炖 2 小时。

[**用法**] 食肉喝汤，每日 1 剂。

[**功效**] 清热、益气、软坚。用于纵隔肿瘤胸闷气短。

（十一）胰腺癌

治疗方

黄　连 10 克	茵　陈 30 克	虎　杖 10 克
山豆根 10 克	半枝莲 15 克	莪　术 10 克
石菖蒲 15 克	车前子 10 克	牡　蛎 30 克
五味子 10 克	蚤　休 10 克	延胡索 15 克
黄　芪 20 克	甘　草 10 克	

青　黛 20 克（单包，分二次冲服）

10～30 剂，水煎服，每日 1 剂，煮 2 次，早晚各服 1 次。

食疗法

苦瓜木耳汤

[**配料**] 苦瓜 250 克、木耳 50 克、排骨 100 克，食油、盐、葱、姜、蒜适量。

[**制法**] 按常规法炖 1 小时即可。

[**用法**] 每日 1 次，分 2 次服用。

[**功效**] 清热解毒。用于胰腺癌。

（十二）肾癌

治疗方

狗　脊 10 克	锁　阳 10 克	莪　术 10 克
三　棱 10 克	石　苇 10 克	重　楼 10 克
附　子 5 克	女贞子 10 克	马鞭草 10 克
枸杞子 15 克	甘　草 10 克	

10~30 剂，水煎服，每日 1 剂，煮 2 次，早晚各服 1 次。

食疗法

赤豆茯苓汤

[**配料**] 茯苓 30 克、白芍 20 克、补骨脂 20 克、黄芪 20 克、狗脊 30 克、苦瓜 250 克、胡萝卜 250 克、猪肾 250 克、赤小豆 100 克、食油、盐、葱、姜、蒜、胡椒粉适量。

[**制法**] 将药材洗净包好，与猪肾（切片）加佐料炖 2 小时。

[**用法**] 日用 1 剂食用 2~3 次。

[**功效**] 补肾利湿，消肿止痛。用于肾癌、膀胱癌。

（十三）膀胱癌

治疗方

苦　参 10 克	胆南星 10 克	仙鹤草 30 克

香　附 10 克	延胡索 15 克	虎　杖 10 克
茯　苓 15 克	淡竹叶 10 克	萹　蓄 10 克
白　芍 10 克	当　归 15 克	生地黄 30 克
甘　草 10 克		

10~20 剂，水煎服，每日 1 剂，煮 2 次，早晚各服 1 次。

食疗方同肾癌食疗方。

（十四）前列腺癌

治疗方

黄　芪 20 克	仙　茅 10 克	射　干 10 克
黄　柏 10 克	当　归 15 克	王不留行 20 克
莪　术 10 克	白　芍 10 克	半边莲 20 克
土茯苓 20 克	甘　草 10 克	白花蛇舌草 30 克

10~30 剂，水煎服，每日 1 剂，煮 2 次，早晚各服 1 次。

食疗方

黄芪鲤鱼汤

[配料] 鲜鲤鱼 500 克、黄芪 20 克、败酱草 20 克、车前子 10 克、当归 20 克、胡萝卜 50 克，香菜 50 克，食油、盐、葱、姜、蒜适量。

[制法] 把鱼内脏去掉，将药材洗净后用纱布包好，与鱼一起炖 1 小时。

[用法] 喝汤。每日 1 剂，分 2~3 次饮用。

[**功效**] 补气温中，清热利尿。用于前列腺癌。

（十五）睾丸肿瘤

治疗方

莪　术 10 克	重　楼 10 克	棉花根 30 克
枳　壳 10 克	泽　泻 10 克	水　蛭 5 克
黄　芪 30 克	女贞子 10 克	乳　香 10 克
没　药 10 克	甘　草 10 克	

10～30 剂，水煎服，每日 1 剂，煮 2 次，早晚各服 1 次。

（十六）阴茎癌

治疗方

黄　连 10 克	射　干 10 克	猪　苓 10 克
生地黄 20 克	半枝莲 15 克	虎　杖 10 克
牡　蛎 30 克	丹　参 10 克	甘　草 10 克

10～30 剂，水煎服，每日 1 剂，煮 2 次，早晚各服 1 次。

（十七）卵巢癌

治疗方

天花粉 15 克	重　楼 15 克	珍珠母 15 克
白头翁 20 克	苦　参 10 克	甘　草 10 克
龙　葵 25 克	半枝莲 15 克	白毛藤 10 克

延胡索 15 克　　白　芷 15 克　　仙鹤草 30 克

10～30 剂，水煎服，每日 1 剂，煮 2 次，早晚各服 1 次。

食疗方

（1）黄芪茯苓汤

[**配料**] 黄芪 30 克、延胡索 20 克、白芷 20 克、猪苓 15 克、仙鹤草 20 克、鲜香菇 500 克、乌鸡 500 克，食油、盐、姜、葱、蒜适量。

[**制法**] 把药材洗净用纱布包好，与乌鸡一起炖 2 小时。

[**用法**] 每日 1 剂，分 1～2 次食用。

[**功效**] 补气止痛。用于宫颈癌、卵巢癌。

（2）党参枸杞汤

[**配料**] 党参 10 克、当归 20 克、枸杞 20 克、桂圆 20 克、茯苓 20 克、桑寄生 30 克、赤小豆 100 克、排骨 150 克、食油、盐、葱、姜、蒜适量。

[**制法**] 把药材洗净用纱布包好与排骨炖 2 小时。

[**用法**] 每日 1 剂，分 1～2 次喝汤。

[**功效**] 益气养血，健脾利湿。用于宫颈癌及卵巢癌体虚者。

（十八）子宫颈癌

治疗方

山豆根 10 克　　夏枯草 10 克　　黄　芪 20 克

生地黄 20 克　　大　蓟 10 克　　乳　香 10 克

没　药 10 克　　胆南星 10 克　　大　枣 15 克

地榆炭 20 克　　甘　草 10 克

10～30 剂，水煎服，每日 1 剂，煮 2 次，早晚各服 1 次。

食疗方同卵巢癌食疗方。

（十九）恶性淋巴瘤

治疗方

八角莲 10 克　　莪　术 10 克　　三　棱 10 克

胆南星 10 克　　猪　苓 10 克　　女贞子 10 克

黄　芪 20 克　　天花粉 10 克　　威灵仙 10 克

牡　蛎 30 克　　山慈菇 10 克　　五味子 10 克

当　归 15 克　　白头翁 25 克　　甘　草 10 克

10～30 剂，水煎服，每日 1 剂，煮 2 次，早晚各服 1 次。

（二十）多发性骨髓瘤

治疗方

补骨脂 15 克　　石见穿 20 克　　半枝莲 30 克

透骨草 10 克　　威灵仙 10 克　　杜　仲 10 克

当　归 15 克　　女贞子 20 克　　天花粉 10 克

狗　脊 15 克　　枸杞子 15 克　　甘　草 10 克

10～30 剂，水煎服，每日 1 剂，煮 2 次，早晚各服

1 次。

食疗方

牛膝当归汤

[**配料**] 牛膝 20 克、当归 20 克、补骨脂 20 克、威灵仙 20 克、田七 15 克、猪骨 500 克，食油、盐、葱、姜、蒜适量。

[**制法**] 把药材洗净用纱布包好与猪骨、佐料一起炖 2 小时。

[**用法**] 食汤，每日 1 剂，分 2－3 次服用。

[**功效**] 壮骨止痛。用于放化疗时引起的骨痛。骨髓肿瘤、骨转移可用之。

（二十一）骨肉瘤、软组织肿瘤

治疗方

乳　香 10 克	没　药 10 克	骨碎补 15 克
杜　仲 10 克	防　己 10 克	乌骨藤 15 克
竹　叶 10 克	补骨脂 10 克	锁　阳 10 克
莪　术 10 克	商　陆 10 克	泽　泻 10 克
三　棱 10 克	当　归 15 克	甘　草 10 克

10～30 剂，水煎服，每日 1 剂，煮 2 次，早晚各服 1 次。

食疗方同多发性骨髓瘤食疗方。

（二十二）皮肤癌、恶性黑色素

治疗方（外用）

雄　黄 500 克	胆南星 500 克	皮　硝 500 克

明　矾500克　　冰　片50克

研细粉，每次50～100克加水调膏状，外用，每日1次，每次6小时。之后可加热水泡脚半小时。

（二十三）白血病

治疗方

（1）青　黛500克　　雄　黄50克

研细粉混匀，每次3克，每日3次，饭后服（可加蜂蜜20mL调服）。

用5天，停2天，小儿酌减。

（2）山慈菇10克　　白茅根10克　　狗舌草15克
　　　黄　芪30克　　女贞子10克　　补骨脂10克
　　　射　干10克　　大　枣10克　　虎　杖10克
　　　当　归15克　　熟地黄30克　　甘　草10克

10～30剂，水煎服，每日1剂，煮2次，早晚各服1次。

食疗方

鲜鸡血200毫升，大蒜50克，煮汤食用，每日1次。

（二十四）脑肿瘤、耳肿瘤

治疗方

（1）乳　香500克　　雄　黄100克　　莪　术100克

研细粉混匀，每次2克，每日3次，饭后服（可加蜂蜜20mL调服）。

用 5 天，停 2 天。小儿酌减。

（2）生南星 10 克　　猪　苓 15 克　　泽　泻 10 克

　　　莪　术 10 克　　重　楼 10 克　　仙鹤草 30 克

　　　车前子 10 克　　当　归 15 克　　乳　香 15 克

　　　没　药 15 克　　甘　草 10 克

10～30 剂，水煎服，每日 1 剂，煮 2 次，早晚各服 1 次。

食疗方

菊花汤

[**配料**] 菊花 30 克、泽泻 10 克、山楂 10 克、五味子 10 克、枸杞子 20 克、田七 10 克、赤小豆 100 克、冬菇 100 克、猪脑 250 克，食油、盐、葱、姜、蒜适量。

[**制法**] 把药材洗净用纱布包好，与猪肺、佐料一起炖 2 小时。

[**用法**] 喝汤，每日 1 剂，分 2 次服用。

[**功效**] 清热散结，消肿止痛。用于脑肿瘤、耳肿瘤。

（二十五）舌癌

食疗方

（1）黄芪汤

[**配料**] 黄芪 30 克、生地黄 30 克、麦冬 20 克、鸡块 250 克，生姜、葱、蒜、食盐、米醋适量。

[**制法**] 将药材洗净用纱布包好后与鸡块及生姜等佐料放入砂锅中，先武火烧沸，再用文火炖 2 小时即可。

〔**用法**〕以上为 1 日量，佐餐分数次食用。

〔**功效**〕补气凉血。适用于舌癌热毒症者。

（2）木耳菜

〔**配料**〕黑木耳 25 克、黄瓜 250 克，大蒜、砂糖、食盐、米醋适量。

〔**制法**〕将上述食料切小块后加佐料，凉拌后食用。

〔**用法**〕每日 1 次或数次。

〔**功效**〕凉血止痛，适用于舌癌红肿者。

（3）双豆粥

〔**配料**〕绿豆 100 克、赤小豆 100 克、薏米仁 50 克。

〔**制法**〕将两种豆洗净，置锅内煮 1 小时成粥。

〔**用法**〕分数次食用。每日 1 剂或隔日 1 剂。

〔**功效**〕解毒消肿、清热利湿。适用于舌癌口渴者。

（二十六）胆囊胆管癌

食疗方

龙胆汤

〔**配料**〕龙胆草 10 克、茵陈 30 克、虎杖 20 克、大枣 20 克、鲜金针菇 500 克、瘦肉 100 克，食油、葱、姜、蒜适量。

〔**制法**〕把药材洗净用纱布包好，与瘦肉一起炖 2 小时即可。

〔**用法**〕每日 1 剂，食用 2－3 次。

〔**功效**〕清热利胆。用于胆囊、胆管癌患者。

（二十七）各类肿瘤患者常用的食疗

（1）补血解毒汤

[**配料**] 黄芪 20 克、当归 15 克、大枣 20 克、山楂 20 克、枸杞 20 克、赤小豆 100 克、绿豆 100 克、何首乌 20 克、甘草 10 克、补骨脂 10 克、白豆蔻 20 克、排骨 150 克，食油、盐、葱、姜、蒜适量。

[**制法**] 把药材洗净用纱布包好，与排骨、佐料一起炖 2 小时。

[**用法**] 分次食用。

[**功效**] 适用于肿瘤患者在放化疗中白细胞下降、恶心呕吐、指甲变黑、脱发等症。

（2）清热解毒汤

[**配料**] 苦参 10 克、白头翁 20 克、番泻叶 5 克、延胡索 10 克、白芷 10 克、猪大肠 250 克，食油、盐、葱、姜、蒜适量。

[**制法**] 把药材洗净包好，与猪肠、佐料一起炖 2 小时。

[**用法**] 分次食用。

[**功效**] 通便止痛。用于放化疗大便干燥。

（3）猪血大蒜汤

[**配料**] 猪血 250 克、大蒜 50 克、生地黄 30 克、仙鹤草 20 克、大枣 20 克，食油、葱、姜、蒜适量。

[**制法**] 把药材洗净包好与猪血、佐料一起炖 1 小时。

［**用法**］分次食用。

［**功效**］补血止血。用于肿瘤患者出血贫血。

（二十八）减轻放化疗及其他抗癌剂毒副作用方剂

（1）升白细胞和血小板方

淫羊藿15克	阿　胶15克	熟地黄30克
大　枣15克	麦　冬15克	当　归15克
枸　杞15克	川　芎10克	白　术10克
补骨脂10克	女贞子10克	大　蓟10克
鸡血藤15克	黄　芪30克	砂　仁10克
白　芍15克	仙鹤草30克	甘　草10克

10剂，水煎服，每日1剂，煮2次，早晚各服1次。

（2）治疗恶心呕吐方

清半夏10克	竹　茹15克	茯　苓25克
麦　芽30克	白　术10克	代赭石30克
陈　皮10克	山　楂15克	枳　壳5克
木　香10克	郁　金10克	草豆蔻15克
香　附15克	甘　草10克	

10剂，水煎服，每日1剂，煮2次，早晚各服1次。

（3）治疗放化疗后口干、咽燥及舌红方

石　斛10克	知　母15克	乌　梅10克
玄　参10克	麦　冬12克	天花粉15克
石豆兰15克	芦　根30克	茅　根30克
仙鹤草30克	决明子15克	生地黄20克

黄　芪20克　　夏枯草10克　　天　冬10克

黄　芩10克　　甘　草10克

6～10剂，水煎服，每日1剂，煮2次，早晚各服

1次。

（4）治疗放、化疗后便血方

仙鹤草30克　　生地黄30克　　地榆炭30克

大　蓟25克　　杜仲炭15克　　诃　子10克

黄　芪30克　　苦　参10克　　白　术10克

陈　皮10克　　甘　草10克

6～10剂，水煎服，每日1剂，煮2次，早晚各服

1次。

（5）治疗放射性肺炎方

知　母10克　　杏　仁10克　　薏苡仁20克

五味子15克　　黄　芩10克　　北沙参15克

麦　冬15克　　制紫菀10克　　桑白皮15克

芦　根20克　　半枝莲10克　　桔　梗10克

仙鹤草30克　　枇杷叶12克　　贝　母15克

桔　梗15克　　甘　草20克

6～10剂，水煎服，每日1剂，煮2次，早晚各服

1次。

（6）治疗宫颈癌病人放化疗后直肠反应方

白茅根30克　　苦　参10克　　白头翁20克

白　芷10克　　莪　术10克　　白花蛇舌草30克

延胡索10克　　胆南星10克　　三　棱10克

甘　草 10 克

10 剂，水煎服，每日 1 付，煮 2 次，早晚各服 1 次。

（7）治疗鼻咽癌放化疗后热性反应方

党　参 15 克	麦　冬 15 克	生地黄 30 克
辛　夷 10 克	蒲公英 30 克	金银花 10 克
黄　芩 10 克	毛　藤 30 克	仙鹤草 25 克
沙　参 10 克	山豆根 15 克	白茅根 15 克
柴　胡 10 克	夏枯草 10 克	白花蛇舌草 30 克
甘　草 15 克		

6～10 剂，水煎服，每日 1 剂，煮 2 次，早晚各服 1 次。

（8）治疗放疗后体虚方

生黄芪 30 克	党　参 15 克	杭　芍 10 克
白　术 10 克	茯　苓 15 克	金银花 10 克
毛　藤 20 克	败酱草 30 克	熟地黄 15 克
大　枣 15 克	紫河车 10 克	麦　冬 10 克
当　归 15 克	甘　草 10 克	

10～30 剂，水煎服，每日 1 剂，煮 2 次，早晚各服 1 次。

（二十九）减轻各种癌病症状方剂

（1）癌性腹胀、腹水方

茵　陈 30 克	苦　参 10 克	延胡索 15 克
大腹皮 10 克	白　术 10 克	石菖蒲 15 克

柴　胡 10 克　　猪　苓 15 克　　白头翁 30 克

白茅根 20 克　　厚　朴 10 克　　草豆蔻 10 克

大　枣 20 克　　香　附 15 克　　干　姜 10 克

麦　芽 30 克　　半枝莲 20 克　　莪　术 10 克

黄　芪 30 克　　党　参 15 克　　虎　杖 10 克

甘　草 10 克　　白花蛇舌草 30 克

有腹水时加泽　泻 10 克　　　白　丑 10 克　　车前子
10 克

10～30 剂，水煎服，每日 1 剂，煮 2 次，早晚各服
1 次。

（2）浮肿方

鲤　鱼 500 克　　大　枣 100 克　　大青椒 100 克

赤小豆 100 克　　红皮花生 100 克

糖尿病患者不加大枣。此方对卵巢囊肿、下肢浮肿有
较好疗效。

上方一起煮水 2 小时，剩汤 500 毫升，早晚各饮用 250
毫升。

（3）胃痛、胃胀、食少方

白　术 10 克　　砂　仁 10 克　　草豆蔻 15 克

麦　芽 30 克　　山　楂 10 克　　延胡索 15 克

厚　朴 10 克　　陈　皮 10 克　　白　芷 15 克

当　归 15 克　　香　附 15 克　　鸡内金 20 克

石菖蒲 15 克　　黄　芪 30 克　　甘　草 10 克

10～30 剂，水煎服，每日 1 剂，煮 2 次，早晚各服

1次。

（4）头晕、失眠、发热、口干、心烦方

黄　芪30克	玄　参15克	远　志15克
知　母15克	麦　冬15克	石　膏30克
柴　胡15克	枸杞子15克	生地黄30克
芦　根25克	决明子15克	黄　连10克
白　术10克	丹　参10克	菊　花15克
酸枣仁15克	当　归15克	五味子15克
砂　仁10克	甘　草15克	

10～30剂，水煎服，每日1剂，煮2次，早晚各服1次。

（5）止血方

仙鹤草30克	大　蓟20克	小　蓟20克
地榆炭15克	白　及10克	白茅根15克
血见愁15克	生地黄30克	甘　草10克

10～30剂，水煎服，每日1剂，煮2次，早晚各服1次。

（6）腹泻方

枯矾100克，研细粉，放入煮熟的鸡蛋白内（分小块用刀挖一个小洞，把药粉放入），饭前吞服，每日3次，每次1～2克。

白头翁20克	白　芷10克	苦　参10克
延胡索10克	香　附20克	附　子5克
白　术10克	山　楂10克	麦　芽20克

麦　冬 10 克　　甘　草 10 克　　仙鹤草 30 克

地榆炭 20 克　　制附子 5 克

10～30 剂，水煎服，每日 1 剂，煮 2 次，早、晚各服 1 次。

（7）便秘方

黄　连 10 克　　大　黄 5 克　　番泻叶 5 克

生地黄 30 克　　麦　冬 10 克　　大腹皮 10 克

党　参 10 克　　延胡索 10 克　　甘　草 10 克

10 剂，水煎服，每日 1 剂，煮 2 次，早、晚各服 1 次。

（8）晚期癌症病人止痛方

冰片（优品）30 克，50 度白酒 200 毫升。

将冰片溶于白酒中，涂于痛处，每日 3～6 次。溃烂处不涂，外周边可用。用后密封瓶盖。

以上提供的部分方剂和食疗方法仅供肿瘤患者参考。需要注意的是，肿瘤患者每天早上用生马铃薯（土豆）300克、胡萝卜 100 克榨汁饮用，可起到一定的排毒抗癌作用。

二、　防癌要则

1. 不吃发霉的粮食及其制品。花生、大豆、米、面粉、植物油等发霉后，可产生黄曲霉素，是一种强烈的致癌物质。

2. 不吃熏制或腌制的食物，如熏肉、咸肉、咸鱼、腌酸菜、腌咸菜等，这些食物中含有一种可能导致胃癌和食道癌的化学物质。

3. 不吸烟。香烟中的焦油等物质是肺癌、胰腺癌和妇女宫颈癌的致癌因素。有综合研究报告，美国、英国、加拿大吸烟者癌症的发病情况：吸烟者肺癌死亡是非吸烟者的 10.8 倍，喉癌死亡是 5.4 倍。美国癌症权威研究机构的报告指出：不良生活习惯占致癌因素的 35%，吸烟占 30%，两者加起来就占 65%。烟对胎儿非常有害，孕妇抽烟，小孩以后罹患癌症的概率将增加 50%。

4. 不酗酒，特别是不饮烈酒。浓度高的酒精会刺激口腔、食道壁和胃壁的上皮细胞并引发癌变。同时，吸烟与喝酒会大大增加致癌的机会。

5. 不接触或少接触大烟囱里冒出的黑烟，被它污染的空气里含有少量的致癌物质。

6. 不能用洗衣粉擦洗餐具、茶具或洗食物。

7. 不要用有毒的塑料制品（聚氯乙烯）包装食物。

8. 不吃被农药污染的蔬菜、水果和其他东西。

9. 不喝过烫的水，不吃过热、过硬、烧焦或太咸的食物。饮用新鲜、清洁的水。

10. 不要过度晒太阳。阳光中的紫外线可导致皮肤癌，并可能降低人体的免疫力。

11. 不要经常吃有可能致癌的药物，如激素类药物、大剂量的维生素 E 等。

12. 不管有没有装空调的房间，每天必须开窗 1 ~ 2 小时。

13. 不要用放射性的岩石、矿砂和含有苯、四氯化碳、甲醛、二氯甲烷等致癌物质作为建筑材料装修房间。装修完后，要把室内的油漆味、胶水味、新家具的气味经开窗排放出去，待通风 30 天左右后才能安全住人。医学机构调查表明：现代家装污染是导致癌症高发的主要原因之一。

14. 不要在炒菜或油炸食品时令油锅太热，由此产生许多油烟对人体有害，不能让油锅冒油烟。提倡多用蒸、煮、凉拌、水汆、汤菜等烹调方法。

15. 不要憋尿。研究发现，膀胱癌的发生与一个人的饮水、排尿习惯有关。据资料表明，每日排尿 5 次的人比排尿 6 次以上者容易患膀胱癌。这主要是因为饮水少、长时间憋尿，易使尿液浓缩，尿在膀胱内滞留的时间较长，尿中化学物质刺激黏膜上皮细胞，从而导致癌症的发生。多饮水，勤排尿，可起到"冲洗"膀胱，排除有害化学物质的作用。

16. 添新衣也应注意是否有甲醛之类的污染物。购买织物服装后，先用清水洗涤后再穿最好。

17. 喝蔬菜汁、果汁。常喝甜菜汁（根部及顶部做成的）、胡萝卜汁、芦笋汁。将新鲜甘蓝及胡萝卜做成混合菜汁，效果极佳。葡萄汁、樱桃汁及所有深色的果汁，包括黑醋栗汁，都是非常好的营养果汁，新鲜的苹果汁也有益处。果汁在早晨饮用最佳，蔬菜汁则在下午饮用最佳。

18. 吃生萝卜。目前在医院里经常使用一种叫"干扰素"的药物，它是人体自身白细胞所产生的一种糖蛋白，在体内具有抑制癌细胞快速分裂的作用。在日常的膳食中，有一些能够诱生干扰素的食物，其中效果最佳的是白萝卜。研究证明，从萝卜中可以分离出干扰素诱生剂的活性成分——双链核糖核酸，对食管癌、胃癌、鼻咽癌和宫颈癌的癌细胞，均有明显的抑制作用。但是，由于这种活性成分不耐热，如果经过烹调，在加热过程中则会被破坏，所以生吃萝卜对防癌有益。

19. 限制高脂肪饮食。研究显示，与低脂饮食相比较，富含脂肪的饮食，大幅地增加结肠癌及乳癌的发生概率。高脂肪饮食是癌细胞的助长剂。

20. 适当运动。生命在于运动。据可续研究最新发现，适当运动对预防癌症有明显的效果。

三、 预防肿瘤的食品

中国有句古语"智者善食"。在人们的日常生活中，如果能正确地选用防癌食物，那么对肿瘤的预防是很有意义的。"民以食为天"，饮食既是维持人类生存的基本条件，也是一种生活享受。有些食物含有能抑制肿瘤产生的抗癌物质，像这样的食物，我们应当根据需要选择食用。

（一）主要防癌食品

1. 瓜果类：红薯、西瓜、南瓜、冬瓜、苦瓜、番木瓜、木瓜、苹果、梨、柠檬、枇杷、橘子、香橼、柑子、橙子、香蕉、葡萄、猕猴桃、无花果、罗汉果、山楂、乌梅、橄榄、草莓、大枣、核桃、杏仁、桃仁、菱角、荸荠。

2. 蔬菜类：大蒜、蒜薹、大葱、生姜、刀豆、甘蓝、芦笋、茄子、萝卜、胡萝卜、豆芽、莼菜、海带、海藻、紫菜、鹿角菜、海芥菜、芹菜、菠菜、香菜、苋菜、西红柿。

3. 食用菌类：银耳、黑木耳、平菇、香菇、蘑菇、猴头菌、发菜。

4. 粮食类：绿豆、黄豆、小麦、荞麦、玉米、高粱、莜麦、薏米。

5. 动物类：乌龟、鳖、泥鳅、海参、海马、鲨鱼、鲫鱼、团鱼、青鱼、鱼鳔、牡蛎、文蛤、田螺、蚯蚓、蝮蛇、山羊奶、猪血、鸭血、鹅血。

6. 其他：人参、沙参、花粉、蜂蜜、葵花籽、豆腐、酸奶、醋、菊花、茶叶、仙人掌。

（二）主要防癌食品的作用

1. 木瓜：别名贴梗海棠，蔷薇科，其果实性味酸、涩、温，功能舒筋活络，和胃化湿。近年来，许多实验研究资料表明，木瓜对艾氏腹水癌细胞及肉瘤均有抑制作用。

目前，木瓜及木瓜制剂主要用于乳腺癌、肺癌、食管癌、宫颈癌、大肠癌及癌症术后肠粘连等的治疗。

2. 红枣：又称大枣，是我国最早的药食兼用果品之一。红枣味甘，性温，功能补脾和胃，益气生津。凡癌症患者症见胃虚食少、脾弱便溏、心悸怔忡、饮食无味等均可用之。现代医学研究资料表明，红枣含维生素品种多，活性强，且数量也相当丰富，每 100 克鲜枣含维生素 C 量可达 540～972 毫克，含芦丁量可达 3385 毫克，有"天然维生素丸"的美称。红枣中钙、镁、钾、磷、铁、硒等常量元素的含量也较高。

3. 杏仁：杏是人们十分喜爱的果品，杏仁尤其为历代医家所推崇，为临床祛痰止咳、平喘润肠的要药。现代医学研究发现，杏仁所含苦杏仁苷约 3%，即通常称的维生素 B_{17} 以及其他活性成分，具有抗癌功效。体外实验证明，杏仁提取物粗制剂对人子宫颈癌 JTC26 株的抑制率为 50%～70%；杏仁的干燥粉末能 100% 地抑制强致癌性真菌——黄曲霉菌和杂色曲霉菌的生长。杏仁对人体具有各种直接或间接的防癌抗癌功能，经常适量吃点杏、杏干或杏仁，对正常人特别是对癌症患者是大有好处的。

4. 乌梅：俗称酸梅，是我国特有的果品之一。李时珍在《本草纲目》中说，乌梅"敛肺涩肠，治久嗽，泻痢，反胃噎膈"。现代医学研究证实，乌梅有很好的抗癌防衰功能。乌梅热水浸出液对多种肿瘤细胞都有极强的抑制活性，其中，体外试验对人子宫颈癌 JTC26 株抑制率在 90% 以上。

体内试验表明，乌梅煎剂对小鼠肉瘤180有一定的抑制效果。乌梅可促使口腔腮腺素分泌，使全身组织趋于年轻化，对肿瘤化疗、放疗者有积极的预防毒副作用的效果。

5. 人参：在魏晋年代的《神农本草经》中，就被列为上品，认为可大补元气，补脾益肺，生津止渴，扶正安神，是最有效、最有名的补养植物之一。据古医书记载，在宋朝就有人用人参食疗方治愈类似现代的食管癌、胃贲门癌的"反胃"。令人十分惊喜的是，现代药理学研究证实，人参具有"适应原样"作用，可改变机体的反应性，增强机体对有害因素如高温、低温、毒物、肿瘤等的防御能力；还可增强机体的免疫功能，提高癌症患者的抵抗力，从而抑制癌的生长。

6. 沙参：在中医药资料分类中有南、北沙参之分，南沙参称"杏叶沙参"，北沙参别名"海沙参"。一般认为，南、北沙参功效相似，均属滋阴药，都有润肺止咳、养阴生津的作用。现代研究证实，北沙参对肾阴虚也有较好的补益功效，而且还发现，南沙参具有较好的防癌抗癌作用。杏叶沙参含有皂苷及香豆素（花椒毒素），对癌瘤细胞有明显的抑制作用，其中所含花椒毒素对艾氏腹水底及肉瘤180的抑制作用最大。

7. 仙人掌：又名霸王树，是一种耐干旱的有刺植物，有顽强的生命力，人们称它为"奇花异卉"。仙人掌不仅可食用，其药用价值也相当高。我国医籍中有用"仙人杖"（即仙人掌）治疗成人吐食反胃的记载。仙人掌所具有的防癌功效，已被近代科学研究所证实。由仙人掌提取出来的"角蒂仙"成分，有防止癌细胞扩散和转移的作用。

8. 海参：营养丰富，以北方刺参最为珍贵，又名仿刺参。海参与人参含有很多相同的成分，古代医籍就有记载：海参，其性温补，足抵人参，故名海参。海参中含有的海参素、刺参黏多糖等活性物质，以及丰富的硒元素，具有很好地防止癌细胞扩散和转移的作用。

9. 西兰花：西兰花是一种能够防癌的超级食品，应该常吃。但是，如果使用微波炉会把西兰花中的抗癌成分类黄酮的97%破坏掉。所以，应该蒸煮、作为点心来吃，或者添加到汤类或色拉中。

四、 缺少哪些营养更易患癌症

1. 缺乏 β-胡萝卜素可能诱发肺癌：目前，肺癌仍是我国发病率最高的肿瘤。除了吸烟、吸入过多有害物质等因素能导致肺癌以外，人体若缺乏 β-胡萝卜素也可能诱发肺癌。因此，长期吸烟者、肺结核和矽肺患者等易患肺癌的人群应多吃富含 β-胡萝卜素的食物，如甘薯、胡萝卜、菠菜、芒果、木瓜和豆腐等。

2. 缺乏蛋白质可能诱发胃癌：人们若从饮食中摄入的蛋白质不足，尤其是摄入的优质蛋白质不足，就可能诱发胃癌。因此，萎缩性胃炎患者、胃溃疡患者、免疫功能低下者及有胃癌家族史者等胃癌的高危人群应常吃富含优质蛋白质的食物，如深海鱼虾、牡蛎、瘦肉和鸡蛋等。此外，人们若长时间大量食用腌制的咸鱼、咸菜等含有亚硝胺等致癌物质的食物，也会增加胃癌的患病概率。

3. 缺乏膳食纤维可能诱发结肠癌：在现代人的饮食结构中，高脂肪、高蛋白食物所占的比例越来越大，而膳食纤维的摄入日渐减少。高脂肪、高蛋白的食物在人体内分解后，会产生较多的致癌物质。在缺乏膳食纤维的情况下，这些致癌物质会长时间地停留在结肠黏膜上，从而可诱发结肠癌。

4. 缺乏维生素 D 可能导致乳腺癌高病死率：加拿大的研究人员发现，体内缺乏维生素 D 的乳腺癌患者和体内不缺乏此物质的乳腺癌患者相比，其病死率相对较高。因此，有乳腺癌家族史者、未生育的女性、中老年女性、月经初潮较早或绝经较晚的女性等乳腺癌的高危人群应多吃鱼肉、牛肉、猪肝和鸡蛋黄等富含维生素 D 的食物，并应经常晒太阳，以促使机体合成更多的维生素 D。